다이어트가 필요 없는 건강한 식습관

먹는 순서만 바꿔도 살이 빠진다

먹는 순서만 바꿔도 살이 빠진다

초판 1쇄 발행 2022년 5월 12일

지은이 | 박민수
기획 | CASA LIBRO
펴낸곳 | 원앤원북스
펴낸이 | 오운영
경영총괄 | 박종명
편집 | 최윤정 김형욱 이광민 양희준
디자인 | 윤지예 이영재
마케팅 | 문준영 이지은 박미애
등록번호 | 제2018-000146호(2018년 1월 23일)
주소 | 04091 서울시 마포구 토정로 222 한국출판콘텐츠센터 319호(신수동)
전화 | (02)719-7735   팩스 | (02)719-7736
이메일 | onobooks2018@naver.com   블로그 | blog.naver.com/onobooks2018
값 | 15,000원
ISBN 979-11-7043-305-7 03510

먹는 순서만
바—꿔도
살—이
빠—진다

박민수 지음

다이어트가
필요 없는
건강한 식습관

PACE
MAKER

먹는 순서를 바꾸면 인생이 바뀝니다

내가 먹는 순서를 바꾸는 '거꾸로 식사법'을 고안해 내고 여러 매체를 통해 전파하게 된 배경에는 뼈아픈 경험이 자리 잡고 있습니다. 마흔 즈음, 나는 눈앞에 놓인 여러 가지 선택의 갈림길에 서서 극심한 스트레스를 받고 있었습니다. 생활은 불규칙해지고 체중은 74kg까지 불어났으며 허리둘레는 36인치에 달했습니다. 전형적인 배불뚝이 아저씨 체형이 되고 말았습니다. 그러자 만성 요통이 생긴 것은 물론 자도 자도 아침이면 눈을 뜨기조차 힘들어졌습니다.

그러던 어느 날 직장에서 받은 건강 검진 결과가 내 손에 들려 있었습니다. '해마다 받는 건데 뭐.' 하며 가슴을 촬영한 X-ray를 확인하는 순간 나는 내 눈을 의심했습니다. 오른쪽 폐 위쪽에 동전만 하게 선명한 음영이 있었기 때문입니다. 내 사진이 맞나 몇 번을 확인했는데도 내 눈을 의심하며 불안감에 숨도 제대로 쉬어지지 않았습니다.

당장 선배인 호흡기내과 교수를 찾아가 내 사진을 내밀었습니다. 내가 가족력도 없고 담배도 1년 남짓 피우다 끊은 지 오래라는 걸 너무나 잘 아는 선배이기에 무척 당황스러운 눈치였으나 선배는 침착하게 우선 CT부터 찍어보자고 했습니다. 결과는 절망적이었습니다. 선배와 나의 우려대로 폐암이었습니다. 5년 이상 생존을 장담할 수 없는 매우 진행이 된 상태였습니다. 영상의학과 교수 역시 어두운 표정으로 곧 내게 닥칠 수 있는 최악의 시나리오를 담담하게 들려주었습니다.

가슴이 타들어 가는 악몽이 시작되었습니다. 호흡기내과 교수는 혹시 모르니 2주간 항생제 치료를 하고 다시 흉부 촬영을 해 보자고 했습니다. 그 말에 항생제 치료를 시작한 나는 혹시나 하는 마음으로 내가 할 수 있는 건 다 했습니다. 과거에 찍었던 흉부 사진을 찾아 지금과 일일이 비교해 보고 밤새워 관련 자료들을 뒤적이며 치료 가능성에 대한 끈을 놓지 않으려 했습니다. 그러나 이 모든 일이 내 상황이 얼마나 절망적인가를 확인하는 과정일 뿐이었습니다. 앞으로 내가 겪어야 할 조직 검사, 수술, 항암 등 온갖 최악의 상황들을 혼자서 수백, 수천 번을 상상했습니다. 가족들에게 털어놓지도 못한 채 늦은 밤 곤히 잠든 아내와 아이들 곁에서 숨죽여 울기도 했습니다.

도저히 2주라는 시간을 견딜 자신이 없었습니다. 항생제 치료를 시작한 지 겨우 4일 만에 다시 흉부 촬영을 하기로 했습니다. 단두대에 올라가는 심정으로 촬영을 마치고 결과를 기다리는데 기적이 일어났습니다. 폐에 있던 음영의 크기가 절반으로 줄어들어 있었습니다. 서울대에 합격한 날이나 의사고시를 통과하던 날의 기쁨에 비할 바가 아니었습니다. 병원이 떠나가도록 환호성을 질렀습니다.

내 폐에 있던 음영은 암 조직이 아니라 폐렴 조직이었습니다. 폐렴균이 면역 반응으로 생겨난 물질에 둘러싸여 동전처럼 동그란 형태를 한 바람에 사진상으로는 영락없이 암 덩어리로 보였던 것입니다.

불과 일주일 남짓한 시간 동안 지옥과 천국을 오가고 나서야 나는 다시금 건강의 중요성을 깨닫게 됐습니다. 이를 계기로 나 스스로에 대해 깊이 생각하고 객관적으로 바라보게 되었습니다. 냉정하게 돌아봤더니 내게는 건강을 위한 다이어트가 가장 필요해 보였습니다. 다이어트를 결심하고 가장 먼저 한 일은 나의 식습관을 분석하기였습니다. 나를 알고 내 식습관을 알아야 다이어트를 성공적으로 할 수 있을테니까요. 나는 섬유질은 부족하고 탄수화물은 넘치는 식사를 하고 있었습니다. 게다가 식사라 하기에 민망할 정도로 지나치게 빠른 속도로 끼니를 해치우고 있었습니다.

내 식습관의 문제점을 깨닫고 고안해 낸 것이 바로 젓가락을 주로 사용하여 식사 시간을 늦추고, 채소부터 먹음으로써 섬유질 섭취를 늘리는 '거꾸로 식사법'입니다. 식사법을 바꾼 후 내게는 참 많은 변화가 일어났습니다. 놀랍고도 긍정적인 변화를 몸소 체험하면서 나는 이 기적의 식사법에 확신을 가지게 되었고 자신 있게 거꾸로 식사법을 전파하게 됐습니다.

거꾸로 식사법을 고안한 지도 15년, 나는 지금도 꾸준히 지키고 있습니다. 거꾸로 식사법은 특별한 다이어트법이 아니라 먹는 순서만 바꾸는 식습관입니다. 한번 습관을 들이면 어렵지 않게 평생 꾸준히 지킬 수 있습니다. 내 환자들이나 지인들, 방송에서 거꾸로 식사법을 전파하고 그들의 변화를 지켜본 지도 10년이 흘렀습니다. 그동안 축적된 데이터를 토대로 새로운 시대에 가장 이상적인 식사법이자 다이어트 방법인 '거꾸로 식사법'을 더욱 견고하게 정비했습니다.

여러분은 이 책을 통해 그동안의 식습관을 바꾸는 '거꾸로 식사법'을 알게 될 것입니다. 그리고 전혀 힘들이지 않고, 너무나 쉽게 자신의 식욕과 체중을 조절할 수 있게 될 것입니다. 이제 식사가, 다이어트가, 나의 식욕이 어렵지 않게 느껴질 것입니다. 우리 함께 조금만 자신의 식사법을 바꾸어 봅시다.

박민수

chapter 1

식습관부터 바꿔라!
무엇을보다 어떻게 먹느냐가 중요하다

chapter 2

가짜 배고픔에 속지 마라!
배고픔과의 전쟁에서 이기는 법

chapter 3

음식 취향을 높여라!
거꾸로 식사는 안 먹는 게 아니라 좋은 음식을 먹는 것

chapter 4

운동·휴식·스트레스 관리로 효과를 높여라!
거꾸로 식사법 부스터 9

먹는 순서를 바꾸기 전에

나를 알아야 성공한다!

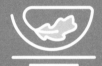

우리는 왜 더 많이 먹을까요?

단지 나의 모자란 음식 자제력 때문일까요?

나란 사람이 원래 그런 사람이라서 그런 걸까요?

그런데 사실 이런 일이 생기는 진짜 이유는

바른 식사 원칙을 몰라서입니다.

건강하고 날씬한 몸매를 유지하려면

자신의 식사법부터 새롭게 바꿔야 합니다.

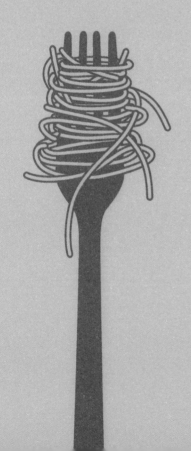

내 다이어트 돌아보기 … 1
내가 살찔 수밖에 없는 이유

1. 원래 인간은 살찌는 유전자를 가졌다

　　　　　음식을 보고 참지 못하는 것은 지극히 정상입니다. 배고플 때나 힘들 때면 우리는 식욕이 더 넘치지요. 오히려 음식 앞에서도 자제력을 잘 유지하는 사람이 이상해 보입니다. 그런 사람은 특별한 유전자를 가진 게 아닌가 의심될 정도로요.

인류는 수십만 년 또는 수백만 년의 기나긴 대기근을 견뎌왔습니다. 음식이 풍족했던 적이 거의 없었다 해도 과언이 아닙니다. 우리 조상들에게 음식은 아주 가끔 만나는 행운이었습니다. 아홉 끼니를 내리 굶다가 겨우 한 끼 먹는 일이 다반사였지요. 그러다 보니 인류는 음식만 보면 득달같이 달려들어 배부터 채우고 보는 유전자를 갖게 되었습니다. 음식 앞에서 체면을 차린 조상들은 후세에 자신의 유전자를 거의 남기지 못했을 것이고, 음식과 식사에 진심인 조상들만이 자신의 유전자를 대대로 남길 수 있었을 것입니다.

우리는 살이 찌는 이유를 스스로 자제력이 부족해서 또는 못나서라고 생각하곤 합니다. 이는 그리 온당한 생각이 아닙니다. 이 생각부터 바꾸어야 합니다. 거꾸로 식사법의 첫 단계는 '식욕을 인정하라'입니다. '원래 사람은 음식 앞에서 약할 수밖에 없어!'라고 순순히 인정하는 것이 먼저입니다. 음식을 탐하고 살이 쉽게 찌는 것이 자연스러운 일이니까요. 게다가 음식을 어렵지 않게 구할 수 있는 세상, 음식이 넘치는 현대 사회에서 살찌지 않고 자신의 체중을 잘 유지하기란 정말로 어려운 일입니다.

'나는 살이 잘 찌는 유전자를 가지고 있다'라고 인정하는 데서 출발해야 합니다. 이런 과감한 인정에서 변화도 끌어낼 수 있습니다. '나는 살찌지 않아.' '음식을 좋아하지 않아.' '음식은 해로운 거야.' 같은 온갖 부정적인 생각부터 무찔러야 합니다. 내 몸을 충분히 아는 것, 내 몸의 특성을 이해하는 것이 좀 더 과학적이면서도 효과적으로 다이어트에 임할 수 있는 마음가짐입니다.

2. 급격히 줄어든 신체 활동

한 조사에 따르면 코로나바이러스 감염증-19 유행 이전보다 소아 비만이 7.5%나 늘었습니다. 아이들의 신체 활동이 급격하게 줄었고, 실내에 머무는 시간이 많이 증가했기 때문입니다. 또 한 연구는 2030년이 되면 한국 남성 10명 가운데 6명 이상이 비만일 것으로 예측합니다. 이는 2015년 대비 남성 비만율이 1.5배나 높아지는 결과입니다. 여성이라고 예외는 아닙니다. 2030년 한국 여성의 비만율은 37.0%로, 2020년의 32.3%보다도 1.4배 높을 것으로 예측합니다.

코로나바이러스 감염증-19의 영향도 있지만, 최근 들어 야외 활동보다 실내 활동이, 신체 활동보다는 정신 활동이 급격하게 늘어난 것이 주된 원인입니다. 인류 역사상 이렇게까지 몸을 쓰지 않고 살았던 적은 드뭅니다. 인류는 수백만 년 동안 장시간의 육체노동과 신체 활동을 해야만 겨우 음식을 얻을 수 있는 삶을 살았습니다. 그 과정을 견디며 오늘날 우리에게 전해진 유전자이기에, 늘어난 실내 생활과 몸을 거의 쓰지 않는 좌식 생활은 살이 절로 찔 수밖에 없는 조건인 셈입니다. 혹자는 인간 모두가 비만 유전자를 가졌다고 말하기도 합니다.

신체 활동 없이 오직 식사만으로는 건강하고 날씬한 몸을 유지할수는 없습니다. 충분한 신체 활동과 운동으로 기초 대사량을 올리고, 근력을 유지할 수 있어야 체중 조절이 가능해집니다. 식사와 소화 역시 편해지고요.

3. 스마트폰, 너 때문이야

이제 스마트폰 없는 일상은 아예 상상이 안 가지요. 스마트폰 이용 시간이 늘어날수록 우리의 군살도 늘고 있습니다. 스마트폰은 이제 우리가 살찌는 가장 직접적인 원인 가운데 하나가 되었습니다.

스마트폰이 세상에 나온 지 불과 십수 년이지만, 우리는 스마트폰 없이는 하루도 못 살 것 같다고 생각할 정도가 되었습니다. 스마트폰은 우리의 일상을 크게 바꿔 놓았습니다. 하루의 많은 시간을 스마트폰을 하면서 보냅니다. 일과 중 가장 많은 시간을 스마트폰 사용에 할애하는 사람도 많아졌습니다. 현대인을 '호모 스마트포니노쿠스homo smartphonicus' 또는 '포노 사피에스phono sapiens'라고 부르는 것도 이 때문입니다. 스마트폰으로 일하고, 다양한 정보를 찾고, 즐길 거리도 즐기다 보면, 신체 활동은 급격하게 줄 수밖에 없습니다.

한 연구에 따르면 하루 스마트폰을 5시간 이상 사용하는 사람은 비만 위험이 43% 이상 높아지고, 심혈관 질환 발생 위험도 크게 높아집니다. 살찌는 고민을 떠나서 건강을 지키려면, 질병 없이 장수하려면 무분별한 스마트폰 사용은 반드시 근절해야 합니다. 스티브 잡스 탓을 해 봐야 소용없는 일입니다.

4. 음식에 진심인 사회

한국인들만큼 음식에 진심인 민족이 있을까요? 도처에 깔린 지뢰처럼 여기저기서 터지는 먹방을 보다 보면 나도 모르게 스마트폰으로 음식을 주문하고 있습니다. 어떤 외국인은 한국만큼 쉽게 음식점을 찾을 수 있는 나라를 못 봤다고 말할 정도입니다.

또 한국인들은 시도 때도 없이 음식을 권합니다. '배고프지?', '밥 먹었어?', '이것 좀 먹어 봐!' 같이 음식으로 인사와 안부를 건네는 문화가 우리의 식욕 자제력을 무너뜨리기도 합니다. 게다가 음식 광고도 피해갈 수 없습니다. 스마트폰으로, TV로, 유튜브 광고로 음식 유혹이 휘몰아칩니다.

차라리 눈을 감고 다닐 수도 없는 노릇이니 그 많은 음식 자극을 참아내기란 크나큰 고행에 가깝습니다. 그러니 식욕을 다스리는 일에서만큼은 한국인으로 태어난 것이 후회스럽기까지 합니다.

5. 다이어트 강박증, 잘못된 다이어트 문화

한국인의 외모에 대한 관심은 갈수록 커지고 있습니다. 당연히 날씬하고 멋진 몸매에 대한 갈망도 나날이 커지고 있지요. 특히 젊은 여성 가운데는 다이어트에 온통 정신이 쏠려 있는 듯한 모습마저 보이는 분도 많습니다.

다이어트에 대한 관심이 지나치면 그 관심은 강박증이나 불안증으로 변하고 맙니다. 실제로 다이어트나 체중에 과하게 집중하는 분이 많습니다. 외모를 중시하는 문화나 사회 분위기가 이를 더욱 부추기지요. 학자들은 이런 현상을 '다이어트 문화'라고 부르기도 합니다. 현대 사회 전체가 다이어트를 강요하는 분위기를 형성하고, 의학 산업은 물론이고, 각종 관련 산업과 문화 콘텐츠에서 사람들에게 다이어트를 하지 않으면 큰일 날 것처럼 부추겨서 더욱더 문제라는 것입니다. 이런 세상에서 살다 보면 나도 모르게 다이어트에 집착하게 되고, 다이어트에 좌지우지되고 맙니다.

이런 강박증이나 불안, 걱정은 오히려 자연스럽고 건강하게 체중 조절을 할 수 없게 만드는 주요한 심리적 원인이 됩니다. 쫓기면 쫓길수록 다이어트가 힘들어지기 때문입니다. 체중 조절에 성공하려면 우리 사회에 퍼진 다이어트에 대한 허상을 조장하는 문화에 대해서 충분히 저항하고 반론을 펼칠 수 있는 용기를 가져야 합니다. 체중 조절을 하는 진짜 이유는 오로지 건강하고 아름다운 몸을 지키기 위해서입니다.

지금까지 살펴본 다섯 가지 외에도 우리가 정상 체중과 날씬한 몸매 유지하기를 방해하는 요인들은 너무나 많습니다. 어찌 보면 살이 찌지 않도록 식사량을 조절하고, 정상 체중을 유지하기란 너무나 힘들고 고난에 가까운 여정일 수도 있습니다. 내적·외적 문제들을 지혜롭게 이겨낼 방법이 절실히 필요한 때입니다.

내 다이어트 돌아보기 … 2
건강하지 않다면 다이어트가 아니다

다이어트로 몸을 망치는 사람들

　　A 씨는 심한 다이어트로 면역력이 급격하게 떨어졌습니다. 제대로 물도 마시지 않고 극도로 음식을 제한하는 다이어트를 하다 보니 자연스럽게 면역력까지 떨어진 것입니다. 그러다 그만 독감까지 걸리고 말았습니다. 코로나바이러스 감염증-19로 한창 두려움에 떨던 시기였기에 혹시 자신이 감염된 것은 아닌지 너무나 걱정이 되었습니다. 제게 직접 전화를 걸어 어떻게 해야 할지 모르겠다며 안절부절못하더군요. 검사 결과 다행히 독감인 것이 확인되어 겨우 가슴을 쓸어내릴 수 있었습니다. 나는 A 씨 같은 분을 너무도 자주 만납니다. 다이어트가 뭐라고 건강까지 해치며 하는 사람이 너무나 많습니다.

다이어트, 면역력 두 가지를 한꺼번에 잡기가 쉽지 않지만, 두 마리 토끼를 모두 잡지 못한다면 차라리 다이어트를 포기하는 편이 낫습니다. 다이어트는 항상 건강하게 해야 합니다. 우리의 면역 건강은 결코 고정된 것이 아닙니다. 하루 이틀만 무리해도 급격히 떨어질 수 있습니다. 그러니 다이어트할 때 중요한 것은, 첫째도 건강, 둘째도 건강입니다. 체중 조절보다 몇백 배 중요한 것이 면역력, 그리고 건강입니다.

비만을 치료하는 의사로서 나는 체중 조절이 면역력과 건강을 해치는 사례를 너무도 자주 접합니다. 심지어 다이어트에 몰두하다가 큰 병을 앓는 사례까지도 심심찮게 접합니다. 바보 같은 질문이지만, 건강이 먼저일까요? 아니면 체중 조절이 먼저일까요? 다이어트를 떠나서, 지금 여러분에게, 우리 모두에게 가장 중요한 것은 돈도, 능력도, 지위도 아닌 바로 건강입니다. 그러니 다이어트는 반드시 건강해야 합니다. 건강한 다이어트가 아니라면 아예 시도조차 하지 말아야 합니다.

외모보다 중요한 다이어트 목표

갑자기 불어난 살로 혹은 오래도록 빠지지 않는 살로 당장 다이어트에 돌입하려고 결심하고 있다면, 이보다 더 중요해 보이는 일도 없을 것입니다. 그런데 살을 빼거나 찌지 않게 하는 일도 대단히 중요하지만, 살을 빼다가 자칫 면역력까지 떨어뜨려서는 안 될 일입니다.

그러니 생각을 정리할 필요가 있습니다. 나는 왜 힘든 다이어트를 결심했을까요? 물론 외모에 대한 고민이 가장 큰 이유일 것입니다. 외모 고민을 해결하는 일 역시 무척 중요하니까요. 요즘 같은 비주얼 사회에서 외모는 자존감을 지키는 매우 중요한 자산이니까요. 이런 생각은 자연스러우며, 틀렸다고 할 수 없습니다. 특히 날씬한 몸매, 체형을 유지하는 것만으로도 자존감을 지키는 데 큰 도움이 된다는 것은 여러 연구를 통해서도 증명된 사실입니다. 다만 건강이라는 주춧돌을 빼서 외모나 몸매, 다이어트에 에너지나 자원을 쏟아버려서는 안 될 일입니다.

조금 더 길게 인생을 바라본다면 여러분은 분명 몸매나 외모보다는 건강과 장수에 훨씬 마음이 끌릴 것입니다. 건강하게 장수하기 위해 우리는 아름다운 체형을 유지해야 합니다. 충분한 근육, 날씬한 몸매는 건강과 장수를 보장하는 으뜸 조건이니까요. 남들에게 멋진 몸매를 뽐내기 위해서도 좋지만, 건강하게 장수하기 위해서 나는 활기차고 날씬한 몸매를 유지하려는 것이라는 마음을 가지기 바랍니다. 날씬한 몸매를 잘 유지한다면 여러분은 질병에서 멀어지고, 면역력을 잘 지킬 수 있으며, 또 건강하게 자신에게 주어진 수명을 모자람 없이 누릴 수 있을 것입니다.

내 몸을 망치는 악성 다이어트

지금까지 내가 해 봤거나 알고 있는 모든 다이어트 방법을 다시 한번 낱낱이 따져 봐야 합니다. 개중에는 건강을

Checklist '내 몸을 망치는 악성 다이어트'

악성 다이어트	체크란	몸을 망치는 주된 원인과 부작용
원푸드 다이어트		– 영양 불균형 – 신체 에너지 고갈 – 식욕 폭증
아침 굶기		– 에너지를 쓰지 않고 지방이 축적되는 체질로 바뀐다. – 먹은 음식이 에너지로 쓰이지 않고 살이 된다. – 저녁 식사 때 폭식하게 된다. – 과식 욕구 폭증
잦은 결식		– 에너지를 쓰지 않고 지방이 축적되는 체질로 바뀐다. – 먹은 음식이 에너지로 쓰이지 않고 살이 된다. – 저녁 식사 때 폭식하게 된다. – 과식 욕구 폭증
참을 수 있을 때까지 식사 안 하기		– 스트레스 – 식욕 억제가 쌓이면 한 번에 폭식하게 된다. – 과식하게 된다.
각종 보조제를 통한 식욕 억제 다이어트		– 약물에 대한 의존성. 내성이 심해지며 더 고용량을 복 용해야만 한다. – 약을 끊으면 식욕이 급격하게 상승한다.
운동과 신체 활동을 하지 않으면서 음식 만 줄이는 다이어트		– 신진대사 기능 저하 – 식욕 호르몬 불균형 초래 – 근육 손실로 기초 대사량이 급감한다. – 스트레스 누적으로 심리적 어려움이 가중된다.
1일 1식 다이어트		– 적정 칼로리 섭취를 유지할 수 있다면 최상의 다이어 트이지만, 그렇지 못하다면 오히려 신체 기능 전반의 문제를 초래한다.
간헐적 단식		– 철저하게 실천하다 보면 오히려 결과가 나쁠 수도 있다. – 개인별, 체질별로 편차가 크다. – 근육 손실, 영양 불균형으로 건강을 해칠 가능성이 높다.
14시간 금식법		– 지병이 있거나 특이 체질인 경우 건강상 심각한 위험을 초래한다.
저탄고지* 다이어트 탄수화물 제한		– 영양 불균형 초래 – 심각한 식사 제한으로 식욕이 폭증할 가능성이 높다.

* 저탄수화물 · 고지방

해치지 않거나 건강을 유지하면서 할 수 있는 방법도 있겠지만, 상당수는 건강을 담보로 잡는 악성 다이어트들도 분명 있을 것입니다. 이런 악성 다이어트들은 오래갈 수 없을뿐더러 효과도 거의 없습니다. 단기간 살을 조금 뺀다고 해도 금세 요요 현상을 겪거나 더욱 체중 조절 통제력을 잃어버리게 됩니다.

옆쪽의 표는 사람과 상황에 따라서는 효과는 없고 내 몸만 망가질 가능성이 있는 악성 다이어트 체크 리스트입니다. 내가 해 본 적은 없는지, 할 계획을 세우고 있는 건 아닌지 잘 체크해 보고 그 부작용에 대해서도 꼭 살펴보세요.

내가 다이어트 강박증이라고?

다이어트로 우울한 사람들

진료실에서 다이어트 때문에 자신뿐만 아니라 주변 사람까지 힘들게 하는 분들을 종종 목격합니다. 엄마의 손에 끌려온 20대 초반의 K 씨 역시 마찬가지였습니다.

무기력하고 무표정한 얼굴을 하고서 진료실에 들어선 K 씨는 체중과 다이어트 때문에 우울증까지 겪고 있으며 계속된 다이어트 실패로 인생의 의미마저 상실한 것처럼 보였습니다. 엄마는 죽고 싶다는 말만 되풀이하는 딸을 보다 못해 병원으로 데리고 왔지만, 그 과정도 쉽지 않았습니다. 이전에 병원의 도움을 받아 다이어트를 시도했다 실패한 경험이 있어서인지 한사코 병원 오기를 거부했다는 것입니다.

K 씨는 갖은 노력 끝에 체중을 60kg에서 49kg으로 내리는 데 성공

했던 적이 한 번 있었다고 합니다. 무조건 굶으며, 체중계만 오르락내리락하는 다이어트였습니다. 그런데 그게 오히려 화근이었습니다. 체중계의 눈금은 만족스러운 숫자까지 내려갔지만 올바른 방법으로 얻은 결과가 아니었기에 체중을 계속 유지할 수가 없었으니까요. 워낙 먹는 것을 좋아하고 특히 단 음식에 사족을 못 쓰던 K 씨는 다이어트 성공 이후 한 달이 지나면서부터 체중이 점차 늘기 시작했습니다. 체중이 55kg에 도달하자 우울감에 휩싸였고, 굶기와 폭식을 되풀이하는 악순환을 반복했습니다.

거울에 비친 자신의 모습을 보며 매번 다시 다이어트를 결심했지만, 좋아하는 음식 앞에 번번이 무너지면서, 힘든 도전과 좌절의 반복으로 K 씨의 내면 역시 점점 피폐해져 갔습니다. 음식을 앞에 두고 늘 다이어트에 대한 강박에 시달려야 하니 한 끼도 마음 편히 먹지 못하는 생활을 지속했습니다. 생체 활동의 기본인 영양 공급부터 잘못되고 있으니 몸이 망가지는 것은 불을 보듯 뻔했습니다. 게다가 마음껏 먹지도 못하는 데다가 늘 음식에 대한 심한 압박에 시달리는데도 체중은 오히려 늘어만 가니 K 씨의 답답함과 좌절감은 이루 말할 수가 없었습니다.

그 모습을 지켜보는 엄마의 마음은 또 어땠을까요? 엄마가 아무리 '너는 지금 그대로 정말 예쁘다', '인생에는 살 빼는 것보다 중요한 일들이 훨씬 많다.'라며 달래 보아도 K 씨에게는 전혀 들리지 않았습니다. 다이어트에 실패할 때마다 죽고 싶다를 반복하는 딸의 말을 듣고 있는 엄마의 마음도 편할 리 없었습니다. 결국, 엄마에게까지 우울증이 찾아오고 말았습니다.

내가 다이어트 문화의 피해자?

　　　　　　우리 주변에 K 씨 같은 사례가 드물지 않습니다. K 씨 또래에게 날씬한 몸매는 그 어떤 것으로도 대체할 수 없는 최고의 가치이자 지상 과제일 때가 많습니다. 저 역시 진료실에서 날씬한 몸매라면 영혼까지 팔겠다는 K 씨 또래 환자들을 심심찮게 만납니다. 이렇게 다이어트와 몸매에 대한 걱정이 자기 인생을 지배하고 있는 사람은 다이어트에 실패하거나 좀처럼 체중이 줄지 않으면 절망할 수밖에 없습니다. K 씨는 최근 문제가 되는 다이어트 문화의 피해자였습니다. 다이어트 문화는 건강보다는 외모 때문에 지속적으로 다이어트를 반복하고, 많은 시간을 다이어트에 할애하는 현대인의 문화 가운데 하나입니다. '자신에게 맞는 체중을 유지해서 건강하게 질병 없이 장수한다'라는 다이어트의 본래 취지를 무시하고, 그저 다른 사람들에게 보이는 자신의 몸매만을 걱정하고, 매일매일 음식과 전쟁을 벌이는 것입니다. K 씨처럼 다이어트 문화에 젖어 있는 사람은 자신의 삶을 온통 다이어트로 채울 때가 많습니다.

내 다이어트 강박 정도는?

　　　　　　K 씨와 같은 사람들에게 무엇보다 절실한 것은 우선 자기 몸을 아끼고 배려하는 마음일 것입니다. 다이어트는 타인의 눈에 아름답게 보이기 위해서 필요한 것이 아니라 나의 건강과 건강한 체형을 되찾기 위해 필요한 일이라는 생각부터 가져야 합니다.

그리고 자신이 지금 다이어트 문화에 젖어 있는 것은 아닌지, 심지어 다이어트 강박증까지 가지고 있지는 않은지 잘 점검해 볼 필요가 있습니다. 다음의 체크 리스트를 체크해 보고 결과를 살펴보세요.

아래의 열 가지 질문 중 1~3개에 해당한다면 다이어트 강박증이 심한 상태는 아닙니다. 그러나 4개 이상이라면 지금 다이어트 강박증

Checklist '내 다이어트 강박 정도는?'

항목	내용	체크란
1	밥 먹은 직후 단 몇백 그램이라도 살이 찌면 우울하고 화가 난다.	
2	거울을 볼 때 살이 쪘는지부터 살핀다.	
3	살이 찐 것처럼 느껴지면 일단 굶는다.	
4	먹어도 먹어도 허기진다.	
5	몸무게가 늘었다 줄기를 반복한다.	
6	식사 규칙을 잘 지키다가 어느 순간 폭식한다.	
7	몸무게를 하루에도 여러 번 잰다.	
8	살이 찐 것처럼 느껴지면 사람들과의 약속도 꺼리고, 외출도 하지 않는다.	
9	차라리 음식을 안 먹는 것이 속이 편하다고 느낀다.	
10	폭식을 하고 나면 심한 죄책감에 시달린다.	

에 시달리고 있을 가능성이 높습니다. 만약 다이어트 강박증이 있다면, 이 강박증부터 해결해야 합니다. 심리치료나 정신건강의학과 진료 등의 도움을 받을 수만 있다면 좀더 효과적으로 체중 조절을 해 나갈 수 있을 것입니다. 하지만 반드시 받아야 하는 것은 아닙니다. 이 책에서는 이와 관련된 솔루션을 충분히 제시할 것입니다. 1~4장에 나오는 솔루션을 적극적으로 따라 해 보기 바랍니다. 특히 부스터 팁은 내 내면과 의식에 잠재해 있는 막연한 다이어트에 대한 불안과 강박증을 떨쳐내는 데 많은 도움이 될 것입니다.

내 다이어트 돌아보기 … 4
당장 버려야 할 식습관

거꾸로 식사법의 핵심은 건강한 식사법을 습관화해서 자유자재로 체중을 조절할 수 있는 능력, 쉽게 체중이 줄거나 늘지 않도록 유지할 수 있는 능력을 보유하게 되는 것입니다. 그런데 다이어트에 돌입하거나 하고 있는 사람 대부분은 체중 조절의 결과인 몸무게에만 집중하며 가장 중요한 식습관을 놓치는 경우가 많습니다.

식습관에 문제가 있다면, 내 식습관 중 나쁜 식사가 무엇인지부터 찾아내야 합니다. 다음 체크 리스트를 통해 나의 식사부터 점검해 봅시다. 나쁜 식사 전체를 담은 체크 리스트는 아니지만, 전반적인 식습관 문제를 점검할 수 있습니다.

다음의 20개 항목 가운데 5개 이상에 해당한다면 당신은 이미 나

Checklist '나는 얼마나 나쁜 식사로 살찌고 있나?'

항목	내용	체크란
1	일주일에 세 번 이상 야식을 먹는다.	
2	음식 일기를 써 본 적이 없다.	
3	많이 먹어도 포만감을 잘 느끼지 못한다.	
4	하루 중 식사 외에 군것질을 두 번 이상 한다.	
5	물 대신 커피나 음료수를 자주 마신다.	
6	하루에 물 마시는 양이 2리터가 안 된다.	
7	다른 사람과 식사할 때 많이 먹는 편이다.	
8	먹고 싶은 음식이 있을 때는 잘 참지 못한다.	
9	스트레스가 심할 때 음식을 찾는다.	
10	주 3회 이상 외식을 하거나 인스턴트 식품을 먹는다.	
11	지금 먹는 음식의 칼로리를 잘 모른다.	
12	음식을 남기거나 버리는 것을 좋아하지 않는다.	
13	사무실 책상이나 집에 항상 군것질거리를 놓아둔다.	
14	식사 시간이 20분 이하이다.	
15	요리를 자주 하지 않는 편이다.	
16	아침 식사를 거른다.	
17	부정적인 기분일 때 많이 먹는다.	
18	나중에 배가 고플까 봐 미리 군것질한다.	
19	식사 시간이 일정하지 않다.	
20	저녁으로 주 3회 이상 외식을 하거나 인스턴트 식품을 먹는다.	

뿐 식습관에 상당히 젖어 있습니다. 무엇보다 먼저 잘못된 식습관부터 고쳐야 합니다. 이 책에서 제안하는 '거꾸로 식사법'을 하나씩 실천하며 습관화할 필요가 있습니다.

지금까지 세 가지 체크 리스트를 통해 나에 대해 알았다면 이제 본격적으로 내 식습관을 뒤집어 바로 잡는 '거꾸로 식사법'을 시작할 차례입니다. 쉬운 것부터 하나씩 실천하다 보면 건강한 식습관과 아름다운 몸은 내 것이 됩니다.

chapter 1

식습관부터 바꿔라
무엇을보다 어떻게 먹느냐가 중요하다

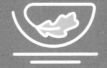

살찌는 원인의 대부분은 무엇을 먹어서나,
먹지 않아서가 아니라
어떻게 먹어야 할지 잘 몰라서입니다.
제대로 먹는 방법만 안다면,
또 잘 따른다면 우리는 훨씬 쉽게
체중 조절의 고통에서, 식욕 참기의
어려움에서 벗어날 수 있습니다.

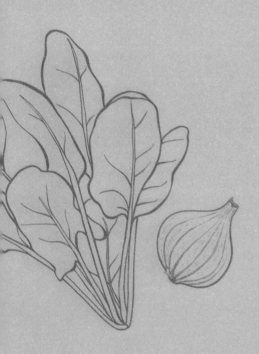

다이어트 말고
거꾸로 식사법이 필요한 이유

거꾸로 식사법을 처음 시작할 무렵 나는 요통에 시달리고 비만으로 건강이 악화하는 경험을 하면서 가장 효과적이면서도 쉬운 다이어트 방법을 찾기 위해 고심했습니다. 운동량을 크게 늘리거나 식사량을 반으로 줄이는 등 처음 해 본 몇 가지 다이어트는 효과가 없었습니다. 무작정 시도했던 이러저러한 다이어트를 멈춘 대신, 냉정하게 자기 분석과 연구를 하는 시간을 가져 보았습니다.

우선 나의 식사 습관을 분석해 보았습니다. 잠잘 시간도 없었던 레지던트 시절부터 밥을 빨리 먹는 습관이 남아서 여전히 밥을 빨리 먹고 있었습니다. 그러다 보니 포만감을 모른 채 많이 먹고 있었습니다. 이는 한국인들이 살이 찌는 가장 보편적인 이유입니다. 그렇다고 내 식습관이 다른 사람들과 크게 다르지도 않았습니다. 밥을 좀 많이 먹고, 반찬을 적게 먹는 것 정도가 다였습니다. 그런데 계속 살이 찌고 있었습니다.

여러 날 고민과 분석을 하다가 식사하는 패턴을 거꾸로 바꿔 보기로 했습니다. '밥 한 번, 반찬 한 번.' 여기에 한국인이 살이 찌는 문제의 핵심이 집약되어 있습니다. 한국 사람의 탄수화물 중독 식습관이 생기는 이유도 바로 여기에 있습니다. 그래서 순서를 거꾸로 바꾸어 보았습니다. 채소 반찬 한 번, 비 채소 반찬 한 번, 밥 한 번!

식사 순서를 바꾸고 모든 것이 달라졌습니다. 체중과 허리둘레가 성공적으로 줄었고, 고질인 요통도 완쾌되었습니다. 무엇보다 가장 좋았던 점은 다이어트하기가 크게 괴롭지 않았고 에너지의 저하도 없이 힘들지 않게 체중을 감량했다는 점입니다. 체중만 감소한 것이 아닙니다. 나에게는 몸과 마음에도 놀라운 변화가 찾아왔습니다.

거꾸로 식사법을 통한 나의 변화

1 74kg에서 62kg으로 체중 12kg 감소

2 허리둘레 36인치에서 30인치로 6인치 감소

3 고질적인 요통 감소

4 아침에 일어났을 때의 활력 증가

5 만성 피로에서 활력이 넘치고 남아도는 상태로 변함

감량 수치보다 더 특별했던 것은 내가 다이어트 과정을 즐겼고, 거의 힘들지도 않았다는 점입니다. 심지어 다이어트를 하면 할수록 점점 활력이 솟았고, 그럴수록 거꾸로 식사법에 대한 확신과 자신감도 커졌습니다. 간단한 식사 순서 바꾸기와 그 연습만으로 매우 빠르고 효과적으로 다이어트 결과를 내는 방법이었기 때문입니다.

거꾸로 식사법의 가장 뛰어난 장점은 다이어트에서 가장 문제가 되는 배고픔을 억지로 참을 필요가 없다는 것입니다. 참는다고 해도 다른 다이어트의 반도 채 되지 않는 인내심이면 충분합니다. 또 다이어트 이후 요요에 대한 걱정으로 전전긍긍할 필요도 없습니다. 나 역시 거꾸로 식사법을 창안하기 전까지는 살을 빼기 위해 이런저런 다이어트를 시도하면서 늘 배고픔에 시달렸고, 그로 인해 몇 차례 실패도 겪었지만, 거꾸로 식사법에서는 그런 부작용이 거의 나타나지 않았습니다.

거꾸로 식사법의 또 하나의 뛰어난 장점은 다이어트 과정이 그리 힘들지 않다는 점입니다. 이보다 좋은 다이어트 방법이 있을까요? 나는 이런 체험을 다른 사람들과 나누고자 그 방법을 좀 더 체계화하고 다이어트 환자들에게 오랫동안 임상을 진행했습니다. 그리고 마침내 내가 찾아낸 거꾸로 식사법으로 많은 사람이 그리 힘들지 않게 비만이나 과체중, 다이어트의 고통에서 벗어날 수 있다는 확신을 하게 되었습니다.

이후 나는 방송과 강의, 진료를 통하여 거꾸로 식사법을 널리 알렸습니다. 그러던 중 몇 군데 방송사에서 이와 관련된 내용의 방송을 제안했습니다. 거꾸로 식사법의 효과를 실험을 통해 검증해 보자는 것이었습니다. 그래서 그중 한 방송국과 함께 열 명의 사람들을 대상으로 일반 식사법과 거꾸로 식사법을 실천하게 하고 그 결과를 지켜보았습니다.

거꾸로 식사법에 대한 확신이 있기는 했지만 그런데도 그 결과는 무척 놀라웠습니다. 우리가 식사를 하면 어느 정도 혈당이 오르는 것이 일반적입니다. 정도가 심한 사람들은 20~60mg/dl 정도까지도 혈당이 오릅니다. 그런데 거꾸로 식사법의 원칙을 지키며 식사한 사람들의 혈당은 평균 약 3mg/dl 정도밖에 오르지 않았습니다. 동일인들에게 일반적인 방법으로 식사를 하게 한 다음 혈당이 평균 27mg/dl 정도 상승해 있었던 것과 비교하면 엄청난 결과가 아닐 수 없었습니다.

그것만이 아니었습니다. 참가자들의 체지방과 체중 또한 괄목할 만큼 줄어들었으며, 평소에 느끼고 있던 피로감 역시 크게 줄어드는 것을 확인할 수 있었습니다. 외모에도 놀랍도록 큰 변화가 나타났습니다. 참가자들 모두 혈색이 눈에 띄게 좋아지고 누가 봐도 이전에 비해 젊어진 것을 목격할 수 있었습니다. 동안의 열풍 속에 너도나도 저마다의 동안 비결을 내놓고 있지만, 결국 가장 중요한 동안의 비결은 건강한 몸을 만드는 일이라는 사실이 입증되는 순간이었습니다.

방송을 통한 이런 체험은 다시 한번 내게 큰 자신감을 심어 주었습니다. 채소 섭취를 늘리고 탄수화물 섭취를 줄이며 식사의 속도를 늦출 것을 강조하는 거꾸로 식사법. 이 식사법이야말로 우리에게 자연스럽게 건강과 젊음을 되찾아 줄 가장 이상적인 식사법이라는 것을 다시 한번 확인할 수 있었습니다.

이 밖에도 조절이 전혀 되지 않던 고혈압, 당뇨, 고지혈증과 심각한 복부 비만을 가진 40대 남성이 거꾸로 식사법을 통해 대사증후군을 안정적으로 조절하면서 먹는 약물의 개수를 크게 줄인 사례, 당뇨를 가진 마른 비만의 중년 여성이 거꾸로 식사법을 통해 근육량을 유지한 채 체중만 감량하고 약을 반 이하로 줄인 사례, 채워지지 않는 허기증으로 다이어트약까지 먹었지만 내성이 생겨 고민하던 20대 여성이 식사법을 바꾸고 나서 약 없이 안정적으로 체중을 유지한 사례, 식습관이 불규칙하고 탄수화물 중독이 있어 당뇨 전 단계였던 20대 남성의 혈당이 정상화된 사례 등 그동안 셀 수 없이 많은 거꾸로 식사법 성공 사례를 직접 목격할 수 있었습니다.

거꾸로 식사법은 여러 임상 사례를 통해 10여 년의 세월 동안 좀 더 정교화되고 체계화되었습니다. 여러 의학적 연구들 가운데서 거꾸로 식사법과 환상적인 궁합을 보이는 방법들까지 추가되어 업그레이드된 거꾸로 식사법이 탄생했습니다. 여러분은 거꾸로 식사법을 통해 '제대로 먹으면 더 효과적으로 살이 빠지고 효율성 높은 몸이 될 수 있다'라는 건강 습관과 건강 메커니즘의 핵심 원리를 체험하게 될 것입니다.

직접 경험해야 할
거꾸로 식사법의 놀라운 효과 11

       지금까지 거꾸로 식사법의 효과를 경험하기 전에는 '설마!' 하던 분들이 경험하고 나서는 '세상에나!'라며 탄복하는 모습을 수도 없이 지켜봤습니다. 처음에는 이렇게 단순한 방법으로, 힘들지도 않은 방법으로도 과연 살을 뺄 수 있을까에 대해 의심하는 분이 무척 많았습니다. 하지만 막상 거꾸로 식사법을 시작하면서부터 즉각적으로 나타나는 셀 수 없이 많은 건강 효과에 감탄하며 '진작 거꾸로 식사법을 알았더라면, 실천했더라면 얼마나 좋았을까?' 하는 후회를 하는 경우를 셀 수 없이 지켜봤습니다. 거꾸로 식사법을 통해 여러분은 다른 다이어트를 하면서는 지금까지 경험하지 못한 다양한 효과와 이득을 얻을 수 있습니다. 다음은 거꾸로 식사법을 통해 여러분이 얻을 수 있는 11가지 효과들입니다.

1. 다이어트 효과가 금방 나타난다

　　　　　　　　다른 다이어트들과는 달리 효과가 빠르게 나타납니다. 이는 거꾸로 식사법의 핵심인 충분한 채소 섭취가 가져다주는 직접적인 효과이기도 합니다. 다른 다이어트는 식사량을 줄이면서 화장실 가는 일이 점점 힘들어지고 기운이 떨어지지만, 거꾸로 식사를 시작하면 충분히 섭취한 식이섬유가 위장관 운동을 도우면서 오히려 전보다 더 화장실 가기가 편해집니다. 덕분에 신진대사가 원활해지면서 체내 독소가 빠르게 배출되고 기초 대사량을 높이면서 살이 쑥쑥 빠지는 경험을 하게 됩니다. 불과 한두 달 사이에 체중이 줄고, 허리둘레가 감소해 전에 입던 옷이 헐렁해지고, 하체 부종이 사라지면서 다리가 날씬해 보이는 효과가 나타납니다.

2. 혈당이 떨어진다

　　　　　　　　중년에 다이어트를 결심하는 중요한 이유 가운데 하나가 전보다 많이 높아진 식후 혈당과 그로 인한 만성 피로입니다. 이런 증상들 때문에 생기는 당뇨에 대한 두려움도 큰 동기가 되지요. 그런데 포만감은 그대로 유지하면서, 총 섭취 열량이 상당히 낮은 거꾸로 식사법을 시작하면 이런 걱정과 문제점들을 일거에 해소할 수 있습니다. 밥을 먹고 나서도 혈당이 빠르게 오르지 않고, 그로 인한 피로도 생기지 않으며, 소중한 인슐린과 췌장을 안전하게 보호할 수 있습니다. 높은 식후 혈당이 가진 치명적인 건강 위험들로부터 저

멀리 멀어질 수 있습니다.

3. 수명이 연장된다

비만은 수명을 단축합니다. 살더라도 질병으로 고통스러운 노후를 맞습니다. 연구에 따르면 고도 비만은 수명을 최고 14년까지 줄입니다. 물론 비만이 우리 수명을 단축하는 이유는 비만이 초래하는 다양한 건강 위험들 때문입니다. 특히 비만은 고혈압, 당뇨, 고지혈증과 같은 각종 만성 질환으로 나아가는 뿌리 질환이자 촉매 질환입니다. 지금까지 연구를 통해 밝혀진 비만이 초래하는 질병은 셀 수 없이 많습니다(고혈압, 당뇨병, 고지혈증, 지방간, 담석증, 폐쇄성 수면 무호흡증, 생리 불순, 다낭성 난소 질환, 불임증, 성욕 감퇴, 우울증, 퇴행성 관절염, 통풍과 각종 암(대장암, 췌장암, 전립선암, 유방암 등)). 비만을 예방하거나 체중을 적정 수준으로 줄이는 것은 이런 치명적인 건강 위험에서 벗어나는 일이기도 합니다. 수명 연장, 또는 건강한 장수의 시작은 바로 건강한 체중을 유지하는 것입니다.

4. 피부가 맑아진다

거꾸로 식사법으로 신진대사 기능이 향상됩니다. 줄어든 탄수화물, 늘어난 채소 섭취가 이를 주도합니다. 체내 독소가 빠르게 배출되고, 피부를 망치는 각종 원인 물질도 빠르게 사라집니다. 호르몬 분비 체계가 정상화되면서 피지 분비가 줄고 피부색이 맑아지며 피부 탄력 역시 높아집니다. 거꾸로 식사법을 한 달 동안 실천하는 것만으로도 몇 년 이상 젊어진 탄력 있는 피부를 되찾을 수 있습니다. 이는 내가 여성분들에게 거꾸로 식사법을 권하는 가장 큰 이유 가운데 하나입니다. 하면 할수록 얼굴이 푸석해지는 부작용과 걱정에서 벗어날 수 없었던 다른 다이어트법과는 가장 차이 나는 거꾸로 식사법만의 장점 가운데 하나입니다.

5. 아토피, 비염, 천식 같은 알레르기 질환이 호전된다

거꾸로 식사법은 효과적인 다이어트 방법인 동시에 건강과 면역력을 회복하는 건강 비법이기도 합니다. 알레르기 질환이나 자가면역 질환은 면역 체계에 교란이 생겨서 자기 몸을 자기 면역 시스템이 공격하고 파괴하는 기전을 가지고 있습니다. 거꾸로 식사법은 헝클어진 면역 체계를 다시 정상화하는 데도 이상적인 방법입니다. 거꾸로 식사법을 시작하고 아토피나 비염, 자가면역 질환이 호전되었다고 말하는 분이 무척 많습니다. 잘못된 식사로 교란되었던 면역 시스템이 거꾸로 식사법을 통해 다시 조화와 균형을 되찾았기 때문에 생기는 결과입니다.

6. 입맛이 날씬해진다

살이 찌는 가장 큰 이유는 잘못된 입맛에 있습니다. 지나치게 짠맛, 단맛, 매운맛, 탄수화물 중독, 정크푸드 중독 등과 같은 잘못된 입맛 때문에 과체중과 비만에서 벗어날 수 없는 것입니다. 이는 많은 부분 식사 호르몬의 불균형과 다이어트 과정에 심해지는 심리적 허기, 배고픔과도 관련이 깊습니다. 거꾸로 식사법을 통해 배고픔을 느끼지 않는 다이어트를 하면서도 영양 불균형을 바로잡아 가면 어느새 나쁜 입맛, 미각 중독에서도 벗어날 수 있습니다. 식사 통제력이 강해지면서 나쁜 음식들에 대한 자제력이나 거절 능력 또한 따라서 커집니다. 어느 순간 나쁜 입맛으로 자신을 달래지 않아도 충분히 만족하고 유쾌한 기분을 느낄 수 있습니다.

7. 장이 튼튼해진다

거꾸로 식사법을 통해서 장내 유익균을 죽이는 탄수화물 과다 섭취, 지나친 당 섭취가 어느 정도 줄고, 대신 장내 유익균을 살리고 장운동을 활성화하는 식이섬유를 풍부하게 섭취하게 되므로 무너졌던 장 건강도 차츰 되살아납니다. 거꾸로 식사법을 시작하고서 얼마 지나지 않아 만성적인 변비나 설사, 과민성 대장 증후군, 장 누수 증후군이나 소장 세균 과다 증식증SIBO, Small Intestinal Bacterial Overgrowth이 호전되거나 사라졌다고 하는 사람이 무척 많습니다. 장이 튼튼해지면 면역력 역시 증진됩니다. 감기 같은 감염병에 대한 대항 능력이 높아지고, 장염 같은 염증 반응도 크게 줄어들게 됩니다.

8. 집중력이 향상된다

사실 머리가 나빠서 집중력이 떨어지는 것이 아닙니다. 대부분의 원인은 탄수화물 과잉 섭취나 질이 낮은 탄수화물 섭취 때문에 생기는 혈당 롤링 현상에 있습니다. 높은 혈당 지수를 가진 정제 탄수화물이나 단 음식을 먹고 나면 일시적으로 혈당이 높아지며 집중력을 발휘할 수 있지만, 뒤이어 인슐린 과잉 분비로 인해 갑자기 저혈당 상태가 되면서 체내 혈당이 널뛰듯 요동치면서 집중력이 금세 사라지고 마는 것입니다. 현미나 통곡물 등과 같은 양질의 탄수화물 음식과 충분한 식이섬유 섭취를 통해 급격한 혈당 변화를 막으면 일과 학습, 일상생활에서 집중력을 발휘하기 좀더 쉬워집니다.

9. 성격이 온화해진다

앞서 말한 혈당 롤링 현상은 우리의 정서에도 큰 영향을 미칩니다. 체내 혈당이 높을 때는 마음이 편안하고 기분도 나아지지만, 혈당이 떨어지면서 저혈당 상태에 빠지면 조급한 마음, 짜증, 화가 심해지고, 부정적 정서에 사로잡히기도 쉬워집니다. 거꾸로 식사법을 통해 안정적인 혈당 관리가 이루어지면서 화나 짜증, 부정적 감정에서 벗어날 수 있습니다. 실제로 거꾸로 식사법을 실시한 분에게서 전보다 마음이 아주 편해지고, 기분 변화가 줄었다는 보고를 들을 때가 많습니다. 사람이 달라졌다는 말을 자주 듣는 분도 많았습니다.

10. 기초 대사량이 높아진다

나쁜 식습관으로 혈당 변화가 심할 때는 우리 몸은 마치 동면에 빠진 곰처럼 에너지를 아끼려는 모드에 진입하게 됩니다. 혈당이 춤을 추는 혈당 롤링 식습관을 가진 경우에는 같은 양을 먹어도 체지방을 더 쌓는 체질로 변하고 맙니다. 반면 거꾸로 식사법을 통해 안정적인 혈당 관리가 이루어지면 우리 몸은 들어온 음식을 좀더 에너지로 많이 변환하는 체질로 바뀝니다. 기초 대사량이 높아지면 전보다 더 활력을 느낄 수 있고, 매사 에너지가 충분한 상태로 생활할 수 있습니다. 음식을 잘 소화하고 효과적으로 에너지를 만들고, 더욱 활력이 솟는 몸으로 변하는 것입니다.

11. 성장이 촉진된다

성장기의 소아·청소년이 거꾸로 식사법을 실천하면 좀처럼 자라지 않던 키가 쑥쑥 자라는 것을 자주 목격합니다. 키 성장에 꼭 필요한 영양소를 골고루 섭취할 뿐 아니라 에너지가 넘치면서 좀더 활발하게 움직이기 때문입니다. 그런데 이런 효과는 소아·청소년에게만 일어나는 변화는 아닙니다. 거꾸로 식사법을 시작하면서 성장 호르몬 분비가 부쩍 늘어나는 현상을 자주 목격하게 됩니다. 성인에게 성장 호르몬은 각종 세포의 재생과 체지방 감소, 노화 억제 등 셀 수 없이 많은 건강 증진 효과를 가져 오는 호르몬입니다. 거꾸로 식사법을 시작하고부터 얼굴이나 피부에 윤기가 나면서 탄력이 높아지고, 상처 난 부위가 쉽게 낫는 것을 느낀다는 분을 자주 만납니다. 이 역시 거꾸로 식사법을 통해 성장 호르몬 분비가 정상화되거나 활성화된 덕분에 일어나는 변화입니다.

버리더라도 채소를 자주 사라

매일 채소를 먹어야 좋다는 걸 모르는 사람은 없을 겁니다. 채소 섭취는 '거꾸로 식사법'에서도 가장 먼저 실천해야 할 중요한 원칙입니다. 세 끼 모두 한 접시 채소를 먹는 것이 거꾸로 식사법의 핵심이라 해도 과언이 아닙니다. 거꾸로 식사법은 전에는 잘 먹지 않던 혹은 가끔 먹던 채소를 매 끼니 식탁 위에 놓고 먹는 것으로부터 시작됩니다.

우리가 체중 조절에 실패하는 가장 큰 원인 중 하나가 바로 채소와 과일 섭취의 부족입니다. 다른 나라와 비교할 때 우리나라 사람들의 채소 섭취량은 높은 편이지만, 여전히 표준치에는 한참 미치지 못합니다. 채소와 과일의 하루 권고 섭취 기준은 500g입니다. 하루 500g 이상의 채소와 과일을 섭취해야 합니다. 다이어트 중이라면 그 양이 좀 더

채소 500g의 예

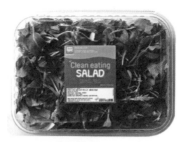

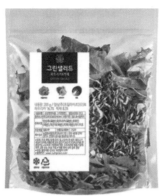

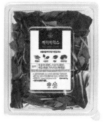

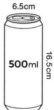

늘어서 700g 이상을 권합니다. 그런데 우리나라 성인의 경우 채소와 과일의 하루 권고량 이상을 섭취하는 비율이 2015년 40.5%, 2017년 34.4%, 2019년은 31.3%였으며, 2019년 20대의 경우 채소와 과일을 하루 500g 이상 섭취하는 사람이 16.6%에 불과했습니다. (2019 국민 건강 통계)

하루 500g 이상의 채소와 과일 섭취만 지켜도 다이어트는 너무나 쉬워집니다. 채소는 우리에게 포만감을 늘려 줄 것이고, 단 과일은 식욕을 상당 부분 다스려 줄 테니까요. 특히 채소 섭취만 실천해도 체중 조절은 한결 쉬워집니다.

그런데 다이어트에 실패한 사람은 대부분 채소와 과일 먹기를 꺼리는 마음을 가지고 있습니다. 채소와 과일을 충분히 먹더라도 다른 음식도 너무 많이 먹어서 문제가 되는 사람도 있습니다. 내가 이 경우에 해당한다면 더더욱 1장의 내용을 집중해서 읽어야 합니다. 그 해결책이 제시되니까요.

우리가 신선한 채소를 잘 먹지 않는 데는 크게 두 가지 이유가 있습니다. 우선 잘 상하기 때문입니다. 특히 채소는 한꺼번에 많이 사면 며칠 가지 않아서 색이나 맛이 변하거나 상합니다. 그러면 '채소는 사 봤자 버리는 게 더 많아.'라는 생각이 들지요. 또 다른 이유는 별로 맛이 없어서입니다. 이런 경험과 부정적인 감정들이 쌓이고 쌓여서 우리는 무의식적으로 채소를 사지 않게 됩니다.

두 가지 이유 모두 조금만 노력하고 조금만 달리 접근하면 쉽게 해결책을 찾을 수 있습니다. 채소가 상하지 않게 하려면 일주일에 한두 차례만 채소를 살 게 아니라, 세 번 정도 나눠서 사면 됩니다. 요즘은 1인 가구를 위한 소량 묶음이나 이미 손질이 되어 있는 혼합 채소를 온 오프라인에서 쉽게 구할 수 있습니다. 조금씩 사면 더 비싸서 대형 마트나 시장에서 한꺼번에 많이씩 사는 게 이익이라고 생각할 수도 있겠습니다. 하지만 조금 싸게 사기 위해 대형 마트나 시장에 가는 일 역시 채소 구입과 섭취를 꺼리게 만드는 주요 요인이 되며, 많이 샀다가 다 먹지 못하고 버리는 요인이 됩니다. 체중 조절의 어려움과 고통에 비한다면, 채소값으로 일주일에 몇천 원 더 써 보는 건 어떨까요?

채소를 알면 먹을 수밖에 없다

새로운 일을 시작하고 지속하는 데 동기부여보다 중요한 일은 없을 겁니다. 채소 섭취의 중요성이나 당위성을 떠올린다면 우리는 좀 더 크고 강한 동기를 얻어 실천할 수 있겠지요. 채소를 왜 먹어야 하는지, 지금부터 당장 채소를 먹어야겠다는 동기를 만들어 주는 채소의 장점부터 함께 알아볼까요?

1. 식후 혈당을 낮춘다

채소는 포만감을 주는 매우 뛰어난 식자재입니다. 다른 음식보다 혈당을 천천히 올리고, 오래 포만감을 지속시키는 효과가 있습니다. 게다가 열량이 매우 적으면서도, 배를 부르게 해 줍니다. 사실 채소로만 배를 채운다면 살은 금방 빠집니다. 다음은 채소를 배제한 식사와 채소를 곁들인 식사를 한 30대 남성의 식후 혈당을 비교한 수치입니다.

채소를 배제한 식사와 곁들인 식사 후 혈당 수치 비교

구분	식전	식후 30분	식후 1시간	식후 2시간
비빔면	116	156	179	185
채소 비빔면	122	135	137	121

출처_ KBS 다큐멘터리 '생로병사의 비밀'

채소를 충분히 섭취한 식사와 탄수화물 위주로 섭취한 식사는 식후 혈당 변화에 큰 차이를 보입니다. 탄수화물 위주로 식사를 하면 식후 급격히 혈당이 올라가는 혈당 스파이크가 나타납니다.

혈당 스파이크가 일어나면 우리 몸에서는 인슐린이 급격히 분비되면서 올라간 혈당을 끌어내리려고 합니다. 그렇게 해서 혈당이 다시

채소 섭취 식사와 탄수화물 위주의 식사 식후 혈당 변화 그래프

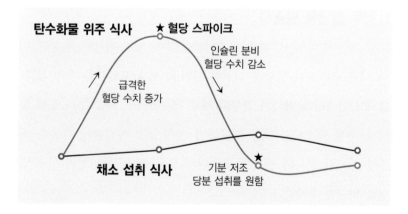

급격히 떨어지면, 우리는 갑자기 우울감이나 불안 같은 부정적 감정을 느끼게 됩니다. 또 식욕도 폭발하기 쉬우므로 다음 끼니에서 폭식하거나 아니면 그때까지 참지 못하고 간식을 먹고 맙니다.

2. 천연 항산화제다

채소는 대단히 중요한 영양소들을 다량 함유하고 있습니다. 우리 몸에서는 끊임없이 활성 산소가 만들어집니다. 활성 산소는 신체 기능을 떨어뜨리고, 각종 질병을 초래하는 독소지요. 건강 유지의 비결은 활성 산소와 염증을 제거하는 일이라고 해도 과언이 아닙니다. 그런데 최고의 항산화제, 즉 활성 산소 제거제가 바로 채소입니다. 채소에는 각종 미네랄과 함께 '파이토케미컬phytochemicals'이라고 부르는 대단히 중요한 생리 활성 물질이 있습니다. 이 생리 활성 물질은 활성 산소를 제거하는 매우 탁월한 효능을 가지고 있지요. 크게 다섯 가지 색으로 분류되는 파이토케미컬은 색깔에 따라 빨간색, 초록색, 노란색, 흰색, 보라색(검은색 계열 포함) 계열이 있습니다. 수십 가지에 이르는 파이토케미컬은 제각각의 생리 활성 기능을 지니고 있습니다. 따라서 채소나 과일을 섭취할 때도 다양한 색깔을 골고루 섭취하면 좋습니다. 파이토케미컬에 대해서는 3장에서 좀더 자세히 알아보겠습니다.

3. 항암 효과가 있다

채소와 과일에 함유된 식물 영양소는 탁월한 항암 효과를 가지고 있습니다. 다이어트가 우리의 목표이지만, 건강을 빼놓을 수 없습니다. 그런데 채소와 과일에는 다양한 항암 물질, 면역 강화 물질, 노화 방지 물질이 함유되어 있습니다. 꾸준히 채소와 과일을 섭취하는 것만으로도 건강 관리의 많은 부분이 보장됩니다.

4. 장이 편해진다

제 조언대로 하루 세 끼 채소 반찬을 먹기 시작한 뒤로 장이 편해졌다고 말하는 분이 무척 많습니다. 우선 채소나 과일에 많이 든 식이섬유가 대변의 양을 늘려 주기 때문에 변비로 고생하던 분들은 금세 변비가 사라집니다. 설사 증상이 잦았다면, 이 역시 금세 사라집니다. 무엇보다도 채소가 장내 세균 숲인 마이크로바이옴microbiome의 복구를 돕기 때문입니다.

5. 독소 배출을 돕는다

채소에 든 각종 파이토케미컬은 우리 몸에 생기거나 들어온 각종 독소를 해독하는 디톡스 기능 역시 대단히 뛰어납니다. 특히 초록색 채소에 든 엽록소는 간 해독에 탁월한 효능을 가지고 있습니다. 피로를 부르는 간 독을 막아서 활력 있는 일상을 유지할 수 있게 해줍니다.

6. 혈액 순환을 돕는다

채소에 든 각종 미네랄과 필수 비타민, 파이토
케미컬은 우리 혈액이 원활하게 순환할 수 있도록 돕습니다. 체중 조
절을 하는 동안 나빠지기 쉬운 혈행을 도와서 다이어트가 잘 되도록
만들어 줍니다.

7. 비만 치료제다

미국 서던캘리포니아대학교의 연구팀에 따르면
채소를 충분히 섭취하면 내장 지방이 줄어드는 것으로 나타났습니
다. 연구팀은 175명의 청소년을 5년 동안 조사한 결과 채소를 많이
섭취한 청소년이 그렇지 않은 청소년보다 내장 지방이 17% 적었습니
다. 연구팀은 채소가 혈당을 조절하는 인슐린 호르몬의 기능을 개선
했기 때문으로 추정했습니다. 인슐린 호르몬 기능이 떨어지면 당뇨병
발생 위험이 커지고, 내장 지방도 증가합니다. 특히 노란색 채소가 지
방 제거에 가장 효과가 크다는 사실도 확인했습니다.

채소의 7가지 장점을 마음으로 한 번 더 새기고, 필요하다면 종이에
직접 써서 잘 보이는 곳에 붙여 두세요. 이제 채소를 사야겠다는, 채

소를 먹어야겠다는 결심이 어느 정도 섰을 것입니다. 자신의 결심을 서약서로 써 보세요. 서약서를 써서 잘 보이는 곳에 붙인 후, 바로 실천해 보세요.

채소 먹기 서약서

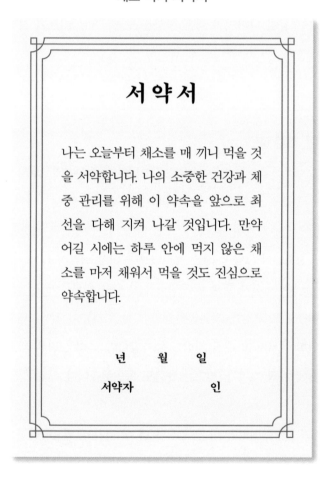

서 약 서

나는 오늘부터 채소를 매 끼니 먹을 것을 서약합니다. 나의 소중한 건강과 체중 관리를 위해 이 약속을 앞으로 최선을 다해 지켜 나갈 것입니다. 만약 어길 시에는 하루 안에 먹지 않은 채소를 마저 채워서 먹을 것도 진심으로 약속합니다.

년   월   일

서약자   인

거꾸로 식사법 … 1-2
끼니마다 무조건 채소 한 접시를 놓아라

다이어트를 위해 이것저것 준비하고 실천하는 일은 여간 복잡하고 까다로운 일이 아닙니다. 거꾸로 식사법에서 실천해야 할 다른 수칙들은 차차 천천히 따르기로 하고, 채소 섭취부터 실천해 봅시다. 이 책을 다 읽지 않았어도 괜찮습니다. 책은 천천히 읽어도 좋으니 당장 식탁에 채소 놓기부터 실천하기 바랍니다. 자동차의 시동 걸기처럼 반드시 필요한 시작점입니다. 다이어트를 할 때 우리를 힘들게 하는 점 가운데 하나가 해야 할 일과 참고 견뎌야 할 일이 너무 많다는 것입니다. 이는 자동차에 시동도 걸지 않은 상태에서 가속 페달을 밟을 때와 같은 문제들을 일으킵니다. 결국 다이어트를 포기하고 마는 중요한 원인이 되고 말지요. 그러니 처음에는 단순하게 채소 사기와 먹기 이 두 가지에만 집중해 주세요.

물론 다양한 채소 반찬을 만들어 먹는다면 더 좋겠지만, 처음부터 이런저런 반찬을 만드는 일은 우리를 더욱더 힘들게 할 수 있습니다. 나물 반찬이나 각종 채소 반찬을 만드는 데 너무 에너지를 쓰지 말아

주세요. 처음에는 사 온 채소들을 깨끗이 씻어 샐러드를 만드는 정도만 해도 충분합니다. 쌈장을 준비해서 쌈을 싸 먹어도 좋습니다. 양배추를 살짝 데치는 정도만으로도 근사한 한 끼 반찬이 될 수 있습니다. 비슷한 채소 반찬이 물릴 때가 오면 차차 새로운 채소 요리를 하나씩 추가해 나가면 됩니다.

처음에는 오로지 채소를 매끼 먹는 일에만 집중해 주세요. 특히 토마토는 부족한 채소 섭취를 채울 수 있는 매우 좋은 후식이 됩니다. 식사 때 채소를 충분히 먹지 못했을 때는 토마토(또는 방울토마토)를 후식으로 먹어 보세요. 단 과일도 너무 많이 먹으면, 열량 섭취가 증가할 수 있습니다.

크기로 표현하자면, 하루에 자신의 주먹 하나 크기 이상의 과일은 먹지 않는 것이 좋습니다. 옆의 표에서 보는 것처럼 토마토는 과일이긴 하지만 매우 열량이 낮지요. 딸기나 수박도 같은 양이라면 다른 과일보다 열량이 낮은 편입니다. 물론 달콤한 바나나나 사과, 배 같은 과일도 많이만 먹지 않는다면 다른 간식이나 후식에 비해 많은 장점을 가지고 있습니다.

채소와 과일은 하루에 얼마나 먹어야 할까요? 앞서 500g이라고 했지요. 한국영양학회에서 권장하는 채소 섭취량은 성인 남자 기준으로 7접시(1접시당 30~70g)입니다. 한 번에 큰 접시에 너무 많은 채소를 담으면 먹을 때 심리적 거부감을 느낄 수 있기 때문에 자신이 먹기 적당한 크기의 접시에 적당량의 채소만 담아서 부담을 줄이세요. 식사가

과일과 견과류 100g당 kcal

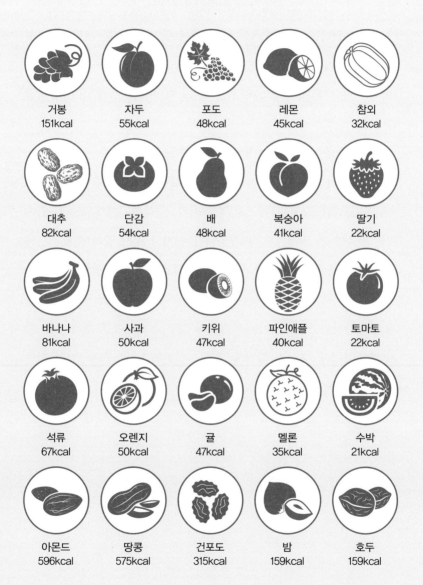

거봉
151kcal

자두
55kcal

포도
48kcal

레몬
45kcal

참외
32kcal

대추
82kcal

단감
54kcal

배
48kcal

복숭아
41kcal

딸기
22kcal

바나나
81kcal

사과
50kcal

키위
47kcal

파인애플
40kcal

토마토
22kcal

석류
67kcal

오렌지
50kcal

귤
47kcal

멜론
35kcal

수박
21kcal

아몬드
596kcal

땅콩
575kcal

건포도
315kcal

밤
159kcal

호두
159kcal

편해야 다이어트도 잘 됩니다. 과한 욕심과 조바심으로 균형감과 지속성을 깨지 않는 것도 중요합니다. 끼니마다 2접시의 채소 반찬을 먹고 간식으로 샐러드를 한 번 먹는다면 앞서 말한 7접시를 모두 먹을 수 있습니다. 과일은 하루에 한두 종류를 1~2회 정도 섭취하면 됩니다. 1회에 귤은 1개, 사과 1/2개, 포도 1/3송이, 바나나 1개 정도가 적당합니다.

다이어트 중이라면 앞서 말한 기준보다 조금 더 높여서 600~700g, 아니면 그 이상을 섭취하는 것이 바람직할 것입니다. 줄어든 식사로 아쉬운 포만감, 그로 인한 심리적 허기와 진짜 허기까지 채우기 위해서는 채소만 한 것이 없기 때문입니다. 여기서 잊지 말아야 할 것, 채소 섭취의 목적은 식이섬유 섭취로 포만감을 느끼기 위함입니다. 녹즙이나 진액, 말린 과일, 설탕에 절인 통조림 과일이나 주스로 먹는 것은 가급적 삼가야 합니다. 이들은 오히려 혈당 스파이크를 초래할 수 있기 때문입니다. 채소는 껍질째 그것도 천천히 맛을 음미하면서 먹는 것이 가장 좋습니다.

직접 요리해서 먹어라

한동안 채소 섭취를 지속하기만 해도 우리는 몸이 좋아지는 걸 금세 느끼게 됩니다. 전에 없이 부쩍 기운이 솟고, 에너지가 높아지는 것을 느낄 수 있지요. 이렇게 만들어진 에너지를 잘 분배하여 다이어트 내공을 높이는 데 써야 합니다. 에너지가 조금 생겼다고 다른 일에 모두 써 버리면, 다이어트에 쓸 에너지가 부족해지니까요. 채소 섭취로 얻은 에너지를 다시 다이어트에 쓰는 선순환을 만들어 보세요.

이럴 때 간단한 채소 요리 만들기에 도전해 보세요. 채소의 맛을 충분히, 풍부하게 느껴 보기 위함입니다. 또 요리로 음식에 대한 심리적 충족감도 높이기 위해서입니다. 인터넷이나 유튜브를 조금만 뒤져 보면 건강하고 맛있는 채소 요리 레시피를 얻을 수 있습니다. 그중에서 여러분의 에너지를 갉아먹지 않은 만큼 약간의 수고로 눈과 입이 즐거워질 수 있는 채소 요리를 찾아보세요.

직접 요리를 하면 얻는 게 더 많아집니다. 요리 자체가 큰 힐링을 제공하기 때문입니다. 자신이 직접 요리해 먹는 일만큼 만족감을 주는 일도 드물지요. 가족이나 친구, 가까운 지인과 만든 요리를 나누는 것도 큰 기쁨을 줍니다. 요리가 좋다지만 절대 무리해서는 안 됩니다. 복잡하고 어려운 채소 요리를 하려다 보면 괜히 기운이 빠지고, 다이어트 에너지의 고갈도 초래할 수 있기 때문입니다. 자신의 에너지를 충분히 가늠해 보고, 거기에 알맞은 요리법이면 좋겠습니다.

샐러드 요리 하나만 알아도 수십 가지로 변형이 가능합니다. 사거나 만든 소스로 변형을 할 수도 있고, 각종 견과류나 과일 같은 다른 식재료를 곁들이는 것도 방법입니다. 가령 양배추 한 통을 사면 며칠 동안 샐러드로 충분히 먹을 수 있으니 사는 수고나 비용 걱정을 덜 수 있습니다. 여러 종류의 샐러드 소스를 사거나 만들어 두었다가 끼니마다 소스만 바꾸어도 매번 색다른 식사를 할 수 있습니다.

양배추는 건강에도 대단히 좋은 식재료입니다. 미국 「타임스」지가 선정한 '세계 3대 장수 식품' 중 하나이기도 하지요. 양배추에 든 비타민 U는 위를 보호하는 기능이 매우 탁월합니다. 게다가 뛰어난 항암 음식입니다. 또 칼슘이 많으며, 칼슘 흡수를 돕는 비타민 K도 풍부합니다. 양배추 속 설포라판 성분은 관절의 염증을 제거하는 효능도 탁월합니다. 다량의 식이섬유도 함유돼 있기 때문에 다이어트로 고생하기 쉬운 장의 운동도 활발하게 돕습니다. 게다가 양배추는 100g당 약 20kcal로 열량이 낮기 때문에 다이어트 식품으로 안성맞춤이지요. 양배추는 익히거나 조리해서 먹는 것보다 생으로 그냥 먹는 편이 훨씬 좋기 때문에, 샐러드 재료로도 그만입니다.

이렇게 남은 에너지를 활용해 채소 요리를 하는 가장 큰 이유는 채소를 억지로 먹지 않기 위해서입니다. 다이어트를 시작하는 분들에게 채소 섭취를 권하면 대부분, 마치 약을 먹듯 채소를 억지로 꾸역꾸역 집어삼킵니다. 이렇게 부정적인 감정으로 식사하면 금방 다이어트에 지치고 싫증을 느낄 수밖에 없지요. 채소가 맛있게 느껴지면 가장 좋겠지만 그렇지 않다면, 적어도 먹을 만한 정도는 되어야 다이어트 저항감을 이겨낼 수 있습니다. 다이어트는 우리 몸과 뇌의 거대한 식욕 시스템과 맞서야 하는 일이기 때문에 다양한 심리 전략과 실천이 반드시 필요합니다. 너무 바쁘거나 많은 업무와 일정에 시달려 요리를 할 만한 에너지가 남지 않았다면, 맛있는 채소 반찬을 사는 것도 결코 나쁜 선택은 아닙니다. 오히려 맛있는 채소 반찬을 구경하고 담다 보면 채소 섭취에 대한 좋은 감정과 욕구를 늘릴 수도 있으니까요. 채소 요리는 휴일이나 에너지가 남는 날에 해도 충분합니다.

『요리 본능』의 저자 리처드 랭엄은 인류 대부분에게 요리 본능이 존재한다고 말합니다. 요리 자체를 통해서도 큰 만족을 얻고, 요리된 음식을 먹으면서 다양한 정서적 충족감과 이득을 얻는다고 하지요. 인류는 식재료를 날것이나 생으로 먹지 않고 불로 요리해서 화식하면서 소화에 드는 막대한 에너지를 줄일 수 있었습니다. 덕분에 인간의 뇌가 크게 발달하고 높은 기능을 유지할 수도 있었다고 말합니다.

식자재 가운데는 불에 익히면 오히려 영양소 흡수가 더 좋아지는 경우도 있습니다. 당근은 기름을 두르고 열을 가해 볶아 먹으면, 소화가 훨씬 잘 되고 영양소의 체내 흡수율도 높아집니다. 당근에 포함된 비타민 A가 지용성이어서 기름에 볶으면 소화 흡수가 잘 되기 때문입니다. 마늘이나 양파 역시 마찬가지입니다. 물론 이중 마늘은 조리법에 따라 증가하고, 감소하는 영양소가 달라집니다. 열을 가하면 항산화물질 활성도와 폴리페놀, 플라보노이드 등의 함량이 증가하고, 단맛도 풍부해져 더 많이 먹을 수 있습니다. 반면, 생으로 먹을 때보다는 알리신, 수용성 비타민 B와 C 등은 감소합니다. 생마늘에는 황화 수소가 풍부해서 익혀 먹을 때보다 심장 보호 효과가 큽니다. 익혀 먹어도, 생으로 먹어도 좋지요. 양파 역시 마찬가지 특징이 있습니다.

직접 요리를 하면 우리 안의 요리 본능을 충족시켜 심리적 만족을 높이고, 다이어트로 생기기 쉬운 여러 가지 심리적 어려움도 이겨나갈 수 있습니다.

거꾸로 식사법 ⋯ 2
먹는 순서를 바꿔라

채소 섭취로 다이어트에 동기를 불어넣고 시동을 걸었다면 이제 본격적으로 거꾸로 식사법을 실천할 차례입니다. 거꾸로 식사법의 핵심은 밥-반찬 순으로 먹는 게 아니라 채소-반찬-밥 순으로 순서를 바꿔 먹기입니다. 거꾸로 식사법의 모든 것이 이 한 가지 식사법에 집약되어 있다고 해도 과언이 아닙니다. 아마 여러분의 밥상은 지금까지 이러했을 것입니다.

따뜻한 밥, 간이 많이 밴 짠 반찬 서너 가지, 끓이거나 데운 국, 생선 한 토막이나 달걀 부침 몇 조각. 물론 '이 정도면 잘 먹는 거지.'라고 생각하는 분도 있을 것입니다. 여기에 나물 한두 가지나 쌈이 올라와 있다면 그나마 나은 밥상이라고 할 수 있겠습니다.

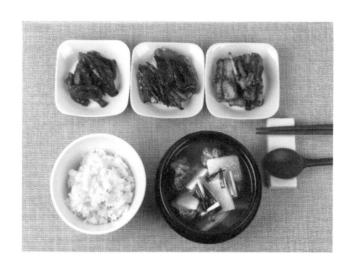

　지금까지 이랬던 밥상에 일대 변화를 가져와야 합니다. 짠 반찬 대신 앞서 말했던 샐러드 요리나 채소 반찬이 80% 이상을 차지해야 합니다. 그것도 밥 바로 옆 메인 자리에요. 한동안은 '샐러드나 채소 요리를 가장 먼저 식탁에 놓기'를 의식적으로 노력해야 합니다. 익숙해져서 자연스럽게 채소 반찬을 식탁에 놓을 수 있을 때까지 계속해야 합니다.

　좀처럼 익숙해지지 않거나 저항감마저 든다면 이미지 트레이닝image training을 해 보세요. 이미지 트레이닝은 여러 분야에서 쓰이는 심리 기술로 올바른 기술을 습득하기 위해 머릿속에서 그 동작이나 모습을 미리 반복적으로 그려 보는 습관화 방법입니다. 마음이 편안할 때, 호흡을 가다듬고 다음 몇 가지 이미지를 머릿속에 떠올려 보세요.

- 채소 반찬을 즐겁고 편안하게 준비하는 내 모습을 떠올린다.
- 내가 편안하게 채소 반찬을 먹는 모습을 떠올린다.
- 꼭꼭 씹어서 채소 반찬의 풍미를 느끼는 장면을 떠올린다.
- 내가 맛있게 채소 반찬을 먹고 있는 모습을 멀리 떨어져 바라본다.
- 채소 반찬을 먹어서 기운이 솟고 포만감이 느껴지고, 정신이 맑아지는 장면을 떠올린다.

마음의 준비가 되었다면, 이제 본격적으로 거꾸로 식사법을 시작해 보겠습니다. 밥상을 차릴 때는 칼로리 계산을 잘하는 것이 무엇보다 중요합니다. 자신의 체중에 맞는 적정 칼로리를 섭취해야 하는데, 다이어트를 한다면 자신에게 필요한 적정 칼로리에서 10~20%가량 식사량을 줄이는 제한이 필요합니다.

다이어트를 위해 꼭 필요한 도구 가운데 하나는 체중계입니다. 체지방이나 근육 양까지 잴 수 있는 체중계도 있으니 성능이 좋은 체중계를 마련해 보세요. 물론 너무 자주 체중을 재는 것은 좋지 않습니다. 일주일에 두세 차례 이상 체중을 재지 마세요. 매일, 하루에도 여러 번 체중을 재는 행위는 오히려 스트레스를 유발할 수 있습니다. 체중을 효과적으로 재는 법은 따로 자세히 설명하겠습니다.

체중계가 준비되었다면 자신의 체중부터 재어 봅시다. 여러분의 체중은 지금 얼마인가요? 다음의 표에서 의학적으로 안전한 체중을 확인하고 내 체중과 비교해 보세요.

성인 남녀의 키에 따른 체중 일람표

여성 kg				신장 cm	남성 kg			
비만	과체중	표준	저체중		저체중	표준	과체중	비만
51.0	46.8	42.5	36.1	150	38.3	45.0	49.5	54.0
52.0	47.7	43.4	36.8	151	39.0	45.9	50.5	55.1
53.0	48.6	44.2	37.6	152	39.8	46.8	51.5	56.2
54.1	49.6	45.1	38.3	153	40.5	47.7	52.5	57.2
55.1	50.5	45.9	39.0	154	41.3	48.6	53.5	58.3
56.1	51.4	46.8	39.7	155	42.1	49.5	54.5	59.4
57.1	52.4	47.6	40.5	156	42.8	50.4	55.4	60.5
58.1	53.3	48.5	41.2	157	43.6	51.3	56.4	61.6
59.2	54.2	49.3	41.9	158	44.4	52.2	57.4	62.6
60.2	55.2	50.2	42.6	159	45.1	53.1	58.4	63.7
61.2	56.1	51.0	43.4	160	45.9	54.0	59.4	64.8
62.2	57.0	51.9	44.1	161	46.7	54.9	60.4	65.9
63.2	58.0	52.7	44.8	162	47.4	55.8	61.4	67.0
64.3	58.9	53.6	45.5	163	48.2	56.7	62.4	68.0
65.3	59.8	54.4	46.2	164	49.0	57.6	63.4	69.1
66.3	60.8	55.3	47.0	165	49.7	58.5	64.4	70.2
67.3	61.7	56.1	47.7	166	50.5	59.4	65.3	71.3
68.3	62.6	57.0	48.4	167	51.3	60.3	66.3	72.4
69.4	63.6	57.8	49.1	168	52.0	61.2	67.3	73.4
70.4	64.5	58.7	49.9	169	52.8	62.1	68.3	74.5
71.4	65.5	59.5	50.6	170	53.6	63.0	69.3	75.6
72.4	66.4	60.4	51.3	171	54.3	63.9	70.3	76.7
73.4	67.3	61.2	52.0	172	55.1	64.8	71.3	77.8
74.5	68.3	62.1	52.7	173	55.8	65.7	72.3	78.8
75.5	69.2	62.9	53.5	174	56.6	66.6	73.3	79.9
76.5	70.1	63.8	54.2	175	57.4	67.5	74.3	81.0
77.5	71.1	64.6	54.9	176	58.1	68.4	75.2	82.1
78.5	72.0	65.5	55.6	177	58.9	69.3	76.2	83.2
79.6	72.9	66.3	56.4	178	59.7	70.2	77.2	84.2
80.6	73.9	67.2	57.1	179	60.4	71.1	78.2	85.3
81.6	74.8	68.0	57.8	180	61.2	72.0	79.2	86.4
82.6	75.7	68.9	58.5	181	62.0	72.9	80.2	87.5
83.6	76.7	69.7	59.2	182	62.7	73.8	81.2	88.6
84.7	77.6	70.6	60.0	183	63.5	74.7	82.2	89.6
85.7	78.5	71.4	60.7	184	64.3	75.6	83.2	90.7
86.7	79.5	72.4	61.4	185	65.0	76.5	84.2	91.8

옷 무게를 고려하더라도, 위 표의 과체중 기준에서 1kg 이상을 초과하는 것은 문제가 됩니다. 만약 과체중 이상이라면 조금 힘들더라도 10~20%의 식사량을 줄이는 열량 제한이 필요합니다.

다음은 나이에 따른 대략적인 일일 권장 열량 섭취 기준입니다.

나이별 일일 권장 섭취 칼로리

성별	나이	1일 권장 섭취 열량(kcal)
유아	1~2	1,000
	3~5	1,400
남자	6~8	1,700
	9~11	2,100
	12~14	2,500
	15~18	2,700
	19~29	2,600
	30~49	2,400
	50~64	2,200
	65~74	2,000
	75 이상	2,000
여자	6~8	1,500
	9~11	1,800
	12~14	2,000
	15~18	2,000
	19~29	2,100
	30~49	1,900
	50~64	1,800
	65~74	1,600
	75 이상	1,600
임신부	1기: 자신의 나이와 동일하게 섭취	
	2기: 나이별 권장 열량+340	
	3기: 나이별 권장 열량+450	
수유부	나이별 권장 열량+320	

지금까지 장수에 관한 많은 연구에서 표준 열량 섭취보다 10% 이상 적게 먹는 '열량 제한 식사'가 노화를 막고, 장수할 수 있도록 만든다는 사실이 밝혀진 바 있습니다. 소식은 장수의 비결이기도 합니다.

위와 같은 표준 열량은 우리가 정상 체중일 때, 그 체중을 계속 유지할 수 있게 하는 열량입니다. 남성의 경우에는 표준 체중을 기준으로 1kg당 30~35kcal를 하루 총 열량으로 정하고 있습니다. 표준(적정) 체중이 60kg인 사람이라면 하루 1,800~2,100kcal를 섭취하면 됩니다. 또 여성의 경우에는 현재 하는 일의 종류에 따라 조금 차이가 있겠지만, 주부이거나 일반 사무직이라면 하루 1kg당 25~30kcal를, 영업직·제조업·서비스직·육아 중인 주부라면 이보다는 많은 하루 1kg당 30~35kcal를 하루 섭취 열량 기준으로 삼으면 됩니다. 만약 고강도의 노동을 하는 직종이라면 조금 더 늘려야 합니다.

통상 남녀의 하루 평균 섭취 기준인 2,200kcal보다 10% 정도 적은 (남녀에 따라 다소 차이가 있을 수 있음) 대략 하루 2,000kcal 정도가 건강을 지켜 주는 일일 권장 섭취량입니다. 하지만 이렇게 대충 열량 섭취량을 정해서는 안 됩니다. 내 신체 특성에 맞게 조정할 필요가 있습니다. 키 160cm, 몸무게 56kg인 20대 사무직 여성이라면 1,400~1,680kcal가 하루 섭취 기준입니다. 만약 체중을 54kg이나 그 이하로 줄이려고 한다면, 기준에서 10%의 열량 섭취를 줄여야만 합니다.

하루 평균 섭취 기준량이 우리가 생각했던 것보다 훨씬 적은 수치일 것입니다. 벌써 놀라면 안 됩니다. 우리가 평소에 먹는 식단을 계산해 보면 하루 2,000kcal가 넘거든요. 옆의 사진에서 2,000kcal를 눈

2,000kcal 식단의 예

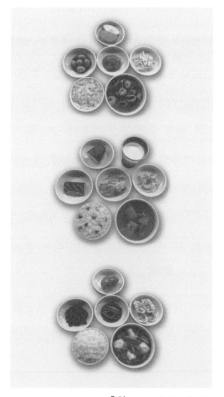

출처_ www.olymmall.com

으로 직접 확인해 볼까요?

　이 정도도 많다, 충분하다, 아니면 이렇게 먹고 어떻게 살아 등등 사람에 따라 반응은 천차만별일 것입니다. 하지만 이는 엄격한 과학적 통계에 따른 것입니다. 1,400~1,680kcal를 섭취하려면 위의 식단에서 반찬 두세 가지, 간식 한 번 이상을 빼야 합니다.

이 식단에서 우리가 눈여겨 볼 점이 있습니다. 아주 흔한 한식 식단이지만, 매우 고른 영양 설계로 이루어져 있다는 점입니다. 탄수화물, 단백질, 지방 3대 영양소의 이상적인 섭취 비율은 탄수화물 55~60%, 단백질 20~25%, 지방 15~20%로 알려져 있습니다. 하지만 건강과 다이어트를 위해서는 탄수화물 섭취를 조금 더 제한할 필요가 있습니다. 탄수화물이 가급적 전체 섭취 열량 가운데 50%를 넘지 않도록 식단을 유지하는 것이 이상적입니다. 대신 부족한 열량을 단백질 섭취로 채우면 됩니다. 이렇게 줄어든 식사량으로 인한 불만과 부족을 해소하기 위해서는 반드시 매끼 한두 접시의 채소 반찬이 필요합니다. 대부분의 장수 노인들은 이 정도의 식사를 하고서도 우리보다 훨씬 더 고강도의 육체노동을 거뜬히 해냅니다.

우리가 자주 먹는 간식이나 야식, 디저트의 열량을 알고 나면 기절할지도 모르겠습니다. 초콜릿 케이크 한 조각을 커피와 함께 먹으면 정말 맛있지요.

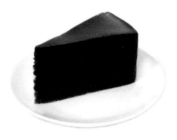

제품 영양 정보	140g 1개
열량	617Kcal
지방	33g
탄수화물	72g
단백질	8g
나트륨	155mg

이 작은 조각의 칼로리가 아무리 적게 잡아도, 400~600kcal가 넘습니다. 여기에 시럽을 넣은 카페라떼 한 잔까지 마신다면 그것만으로도 500~700kcal가 훌쩍 넘어갑니다. 아무리 다른 활동을 열심히 한다 해도, 하루 아니 이틀에 한 번이라도 이런 간식을 먹는다면 이번 생에 다이어트는 글렀습니다.

자신의 하루 섭취 열량을 알고 나니 조금 더 엄격하게 다이어트를 하고 싶어졌다면 인터넷을 이용해 음식마다 차이가 나는 정확한 열량과 양을 잘 계산해 보세요. 열량 계산, 식단 짜기는 하루 가운데 가장 평온하고 활력이 있을 때, 냉정하게 짜는 것이 좋습니다. 매일 짜는 것도 좋지만, 가급적 일주일에 두세 번 식단 짜기 시간을 정해 큰 고민을 없이 신속하게 짤 수 있도록 합니다.

식단 짜기가 너무 까다롭고 힘들게 느껴지면, 당분간 식단 짜기를 하지 않고 미루어 두어도 좋습니다. 대신 채소-반찬-밥 순서만 제대로 꾸준히 지켜내기만 해도 됩니다. 다만 어느 정도 다이어트 에너지가 상승한 이후에는 조금 힘든 일이지만, 식단 짜기 활동도 중요한 일과로 반영해야 합니다.

식단 짜기를 마치고 식탁 위에 식사를 차렸다면, 이제 거꾸로 식사법을 실천해 볼 차례입니다.

1. 식탁에 편안하게 앉는다.
2. '나는 천천히 식사할 거야'라고 되뇐다.

3. '나는 채소 반찬–다른 반찬–밥 순서로 먹을 거야'라고 되뇐다.

4. 조금 힘들더라도 이 순서를 계속 상기하며 식사한다.

5. 중요한 것은 천천히 꼭꼭 씹어서 먹는 것이다.

6. 한입 넣은 음식은 입에 침이 고일 때까지 20번 이상 꼭꼭 씹는다.

7. 중간중간 채소–반찬–밥 순서로 식사를 하고 있는지 주의를 기울인다.

8. 이렇게 마음을 챙기며 식사하면 훨씬 더 포만감을 잘 느낄 수 있으며, 음식의 맛도 잘 느낄 수 있다.

9. 이렇게 최대한 만족스럽게 식사를 마친다.

이 거꾸로 식사법이 습관으로 굳을 때까지 이런 의식적인 행동을 계속 반복해야 합니다. 어쩌면 거꾸로 식사법의 원칙 1, 2만 잘 실천해도 얼마 지나지 않아서 에너지가 샘솟고, 다이어트 에너지가 상승하는 것을 느낄 수 있을 것입니다. 채소 반찬, 샐러드 식사가 이렇게까지 나를 살리고, 나의 체중 조절에 도움이 되는지 직접 체감할 것입니다.

거꾸로 식사법 ··· 3
애피타이저는 O.K., 디저트는 NO

애피타이저는 식사 전에 입맛을 돋우기 위해서 먹는 음식이지요. 하지만 한상차림 문화에 익숙한 우리는 식전에 무언가를 먹기보다 식후에 디저트 먹기가 더 익숙합니다. 식사 전에 뭘 먹으면 밥맛이 떨어지니 먹지 말라는 잔소리도 자주 들어봤을 테고요. 거꾸로 식사법에서는 이 습관을 깨 보려 합니다.

음식을 위에서 장으로 보내는 데에는 최소 5분의 시간이 필요합니다. 따라서 식전에 애피타이저로 과일 한두 조각이나 당근 등의 채소를 천천히 꼭꼭 씹어 먹으면 이것들이 실제 식사에 앞서 장에 먼저 도달해 장을 깨우고 음식을 받아들일 준비를 하도록 돕습니다.

애피타이저의 가장 큰 역할이자 장점은 과식을 막아 주는 것입니다. 우리가 만족스러운 식사를 하려면 위가 아닌 뇌가 배불러야 합니다. 음식이 우리 몸에 들어오면 위는 즉각적으로 채워지지만 이를 뇌의 포만중추가 감지하고 배부름을 느끼는 데에는 적어도 15~20분이 소요됩니다. 그래서 음식을 빨리 먹으면 위가 가득 차도 뇌는 아직 배부름을 느끼지 못합니다. 이런 위의 상태가 뇌에 전달될 즈음이면 우리는 이미 배가 터질 듯한 상태가 되곤 하지요.

식사 전에 애피타이저를 먹으면 전체 식사 시간이 자연스럽게 늘어나 뇌의 포만중추가 만족을 느낄 시간을 충분히 벌 수 있습니다. 따라서 과식을 하지 않아도 적당량을 먹는 동안 포만감을 느낄 수 있게 되지요.

애피타이저의 장점은 또 있습니다. 혈당의 급격한 상승을 막아 당뇨 예방책이 되지요. 이때 흰 쌀밥이나 각종 국수처럼 혈당 지수가 높은 탄수화물 위주의 음식을 애피타이저로 먹는다면 혈당이 급격하게 상승하면서 인슐린 분비가 과도하게 이뤄집니다. 과 분비된 인슐린은 혈당을 지나치게 제거해 급격한 저혈당 상태를 초래할 수 있습니다. 혈당이 급격하게 오르내리는 혈당 롤링 현상이 시작되는 것입니다. 그런데 과일이나 채소 등 식이섬유가 풍부해서 당지수가 낮은 음식을 먼저 먹는다면 혈당 상승이 완만하게 이뤄져 이런 롤링 현상을 막을 수 있습니다. 게다가 애피타이저로 섭취한 섬유질은 장에서 당질과 지질이 천천히 흡수되도록 돕고 불필요한 콜레스테롤을 몸 밖으로 배출하는 역할도 합니다.

우리나라 사람들이 뇌졸중이나 심근경색 발병률이 높은 원인은 포화 지방과 트랜스 지방의 과도한 섭취에 있다고 볼 수 있습니다. 포화 지방은 주로 동물성 지방에 많이 포함되어 있는데 버터, 핫도그, 소시지, 베이컨, 치즈, 우유 등의 음식에 특히 많이 들어 있습니다. 트랜스지방은 크래커, 쿠키, 감자 칩, 푸딩 등의 유통 기한을 늘리는 데 사용하는 성분으로 주로 마가린과 쇼트닝에 많이 포함되어 있습니다.

따라서 뇌졸중과 심근경색을 예방하려면 이런 음식의 섭취를 줄이고 생선, 과일, 채소, 견과, 통곡물로 만든 음식 섭취를 늘려야 합니다. 특히 과일과 채소를 애피타이저로 섭취한다면 간편하게 높은 효과를 얻을 수 있습니다.

자, 이제 디저트는 과감하게 버리고, 애피타이저를 먹어야 할 때입니다. 밥으로 시작하던 식습관을 과감하게 바꾸어 봅시다.

거꾸로 식사법 … 4

2:1로 비율을 바꿔라

내가 처음 거꾸로 식사법을 고안했을 때, 거꾸로 앞에는 항상 '2:1'을 붙였습니다. 그랬더니 2:1의 의미를 묻는 사람이 많더군요. 이는 비 탄수화물과 탄수화물 음식의 비율을 나타냅니다. 탄수화물 음식을 1만큼 먹었다면 비 탄수화물 음식을 그 두 배인 2만큼 먹자는 취지입니다.

우리는 식사할 때 밥 한 숟가락에 반찬 한두 가지를 곁들여 먹지요. 탄수화물인 밥부터 먹고 다른 음식을 먹는 순서입니다. 하지만 거꾸로 식사법에서 제안하는 바른 식사는 채소와 단백질 위주의 음식들을 먼저 먹고 그다음에 지방이나 탄수화물이 많이 든 음식을 먹습니다. 즉 밥보다 반찬이 먼저입니다.

2:1의 비율을 실천하기 위한 보다 구체적인 방법은 앞서 살펴봤던

제3원칙 '애피타이저는 O.K., 디저트는 No'로도 가능합니다. 식사 전에 과일이나 채소로 입맛을 깨우고 포만감을 준다면 2:1 식사가 가능해집니다. 실제 식사를 할 때는 채소 반찬 한 젓가락, 단백질 반찬 한 젓가락을 먼저 먹은 뒤 밥을 한술 뜹니다. 다음은 채소 반찬 한 젓가락, 지방이 들어간 반찬 한 젓가락을 먹고 나서 밥을 한술 뜹니다. 이 두 가지 과정을 반복적으로 되풀이한다면 자연스럽게 비 탄수화물 음식과 탄수화물 음식의 섭취 비율이 2:1이 됩니다.

이를 위해서는 매 끼니 식탁에 탄수화물과 단백질, 지방 등 각종 영양소가 포함된 음식들이 골고루 놓여 있어야겠지요. 특히 여기서 신경 써야 할 것은 탄수화물의 질입니다. 3장에서 좀 더 자세하게 알아보겠지만 질 좋은 탄수화물이란 섬유질이 풍부한 채소류와 복합당질로 이뤄진 현미, 찹쌀 등으로 지은 밥입니다. 기왕이면 질 좋은 탄수화물을 섭취할 수 있도록 밥에도 신경을 씁니다.

2:1의 비율은 음식뿐 아니라 음식을 먹는 시간에도 적용됩니다. 음식을 먹는 도중에 담소를 나누는 시간이 2라면 음식을 먹는 시간은 1로 바꾸어 봅시다. 밥 먹는 데 집중하기보다는 함께 식사를 하는 상대방과 대화를 나누는 시간을 늘리기 위함입니다. 앞서 우리의 뇌가 배부름을 느끼는 데에는 최소 15분이 필요하다고 했지요. 식사를 하면서 대화 시간을 늘리다 보면 자연스럽게 식사 시간은 15분을 훌쩍 넘기게 됩니다. 또한 음식을 먹으면서 나누는 대화는 평상시보다 부드럽고 원만하게 이루어질 가능성이 크지요. 음식 섭취로 만족을 느낀 우리의 신경이 느슨하게 이완되어 있기 때문입니다. 식사하면서 나누

는 대화는 시간을 늘려줄 뿐만 아니라 상대와의 유대감도 강화하는 효과가 있습니다.

식사할 때 되도록 젓가락을 사용하는 것도 식사 시간을 늘리는 데 아주 중요한 팁이 됩니다. 음식을 집어 먹을 때마다 잠시 젓가락을 내려놓았다가 다음 음식을 먹을 때 다시 드는 습관을 들이면 느린 식사가 가능해집니다. 국도 수저로 떠먹기보다는 젓가락으로 건더기부터 푸짐하게 건져 먹는 게 좋겠습니다. 건더기를 씹으며 맛을 충분히 음미했다면 다른 단백질 반찬을 한 가지 더 먹고 나서야 밥 한 숟가락을 먹는 식입니다. 그 사이사이에 가족들 또는 친구들과 일과에 대한 소소한 이야기까지 곁들이다 보면 우리의 식습관은 어느새 반찬 비율 밥 비율이, 대화 시간과 식사 시간이 딱 2:1인 식사로 자리잡을 것입니다.

거꾸로 식사법 ··· 5
하루에 물 2ℓ 를 마셔라

채소 반찬을 매끼 준비하고 채소-밥-반찬 순서로 또 2:1 비율로 거꾸로 식사법을 시작했다면 이미 여러분의 다이어트는 성공의 반열에 올라섰습니다. 이제 이 성공을 더욱 다져 줄 부스터(효과를 높이는 촉진제)를 하나 소개하겠습니다.

무엇보다 물을 충분히 마셔야 합니다. 다이어트를 하는 동안 우리는 자주 심리적 위기에 빠지고, 그로 인해 폭식이나 과식을 하고, 또 그로 인해 살이 찌고, 그 때문에 다시 다이어트를 해야 하는 일상을 반복하게 될 것입니다. 오히려 이런 상황을 겪지 않고 살아가기가 힘들 것입니다. 그러니 내가 원했든, 원하지 않았든 간에 어쩌면 다이어트가 내 인생에서 상시적인 일, 일상적인 일이 될 가능성이 매우 높습니다.

요즘 지속 가능성이라는 단어가 자주 회자되는데요. 한 번에 그치고 마는 것이 아니라, 반짝하고 올랐다가 금세 사라지는 것이 아니라 오래오래 지속하고, 잘 운용해야 한다는 뜻을 담고 있지요. 다이어트도 지속 가능해야 합니다. 평상시 체중을 잘 관리하다가 조금 심신이 힘든 기간이 찾아와서 살이 쪘을 때, 언제라도 편하고 익숙하게 다이어트를 다시 하고, 또 쉽게 성공할 수 있어야 하지요.

지속 가능한 다이어트가 되기 위해서는 물의 도움이 절실합니다. 우리 몸의 70% 이상은 물로 이루어져 있습니다. 우리 몸의 신진대사에서 물은 없어서는 안 될 중요한 요소입니다. 게다가 물 충분히 마시기가 다이어트 효과를 높인다는 사실도 여러 연구를 통해 밝혀진 바 있습니다. 하지만 다이어트를 힘들어하는 사람 가운데 상당수는 물을 잘 마시지 않습니다. 어쩌면 물을 잘 마시지 않는 것이 다이어트에 실패하거나 다이어트를 잘하지 못하는 가장 큰 이유일 것입니다.

거꾸로 식사를 할 때는 적어도 하루 7~9컵, 2ℓ 이상의 수분을 섭취해야 합니다.

우리는 종종 식욕과 갈증을 혼동합니다. 이 두 욕구를 느끼는 뇌 부위가 매우 가까이 붙어 있기 때문인데요. 그래서 많은 사람이 갈증을 배고픔으로 착각해 음식을 먹을 때가 많습니다. 이런 일을 막기 위해서는 목이 마르기 전에, 아니 배고픔으로 착각하게 만드는 갈증 신호가 느껴지기 전에 선제적으로 물을 마셔야 합니다. 또 깜빡 잊고 물을 제때 마시지 않아 배고픔으로 착각하는 갈증 신호가 왔을 때 유혹에 흔들리지 말고 신속하게 물 한 컵을 마시는 결단력이 있어야 합니다. 갈증을 느낄 때 지체하지 말고 한두 컵, 많게는 두세 컵을 마셔서 갈증을 신속하게 해소해야 갈증을 배고픔 신호로 착각하는 일을 막을 수 있습니다. 적어도 한 시간에 한 번 이상 주기적으로 충분히 물을 마셔야 배고픔의 유혹에서도 멀리 떨어질 수 있습니다.

물 2ℓ를 마셔 보면 다양한 효과를 얻을 수 있습니다. 무엇보다도 혈액이 잘 흐르고, 신진대사가 빨라지는 것을 금방 체감할 것입니다. 탁했던 소변이 맑아지고, 자주 느끼던 피로가 사라지는 것도 체감할 것입니다.

물 마시기에도 몇 가지 규칙이 있습니다. 가장 중요한 규칙은 '낮 동안 충분히 물을 마시고, 자기 전에는 가급적 마시지 않기' 입니다. 특히 자기 직전에 물을 많이 마시면 다양한 부작용이 올 수 있습니다. 몸 여기저기가 붓는 부종이 생길 수도 있고, 자는 동안 방광이 차서 수면 중 요의를 느껴 잠에서 깨게 만들 수도 있기 때문입니다. 자다가 깨서 소변을 보는 일은 수면의 질을 크게 떨어뜨릴 수 있습니다.

물 마시기는 시간을 잘 조절해야 합니다. 아침에 깨서 잠들기 3시간 전까지 2~2.5ℓ의 물을 간격을 잘 유지해서 마시고, 잠들기 3시간 전부터는 최대한 수분 섭취를 자제하는 것입니다. 가령 10시에 잠이 든다면 7시까지 하루 마실 물의 90% 이상을 채우고, 그 후에는 겨우 갈증을 해소하는 정도, 목을 축이는 정도로만 물을 마시는 것이 좋겠습니다. 이 수분 섭취 리듬을 잘 지킨다면, 수면에 방해를 받지 않으면서 살이 저절로 빠지는 효과를 거둘 수 있습니다.

물 마시기 습관을 방해하는 것 가운데 하나가 목이 마를 때 물 대신 커피나 각종 음료를 마시는 것입니다. 이런 각종 음료는 오히려 체내 수분을 몸 밖으로 내보내는 역할을 하므로 가뜩이나 심한 만성 탈수를 더 심해지게 만듭니다. 또 각종 음료수를 섭취하면 이를 우리 몸이 소화, 분해해야 하므로 소화 기관이나 신장의 기능에 부담을 주고 몸을 더 피로하게 만드는 원인이 됩니다. 갈증을 느낄 때 단 음료나 시원한 커피를 마시면 맛과 갈증을 동시에 충족시켜 준다는 착각을 하지만, 사실 몸을 더 피로하게 만들고, 갈증이 더 심해지게 만드는 악영향을 끼친다는 사실을 정확하게 알고 있어야 합니다.

적어도 거꾸로 식사법에 익숙해질 때까지만이라도 커피나 기타 음료 마시기를 최대한 자제해 보세요. 정 참지 못해 한 잔을 마셨다면, 물세 컵을 마셔서 부족해지기 쉬운 수분을 채우고, 피로해진 몸을 도와야 합니다. 물만 마시는 것이 너무 힘들면 하루에 한두 차례 보리차나 소량의 과일을 섭취하는 방법도 좋습니다.

찬물을 마시면 소화 기능이 떨어질 수도 있으니, 가급적 미지근한 물을 마시는 것이 좋습니다. 미지근한 물을 주로 마시고, 아주 가끔 시원한 물 한 잔 정도를 마시는 것이 좋겠습니다. 물을 맛있게 마시는 방법도 있습니다. 맛있는 물이 어떤 것이라고 정의하기는 쉽지 않지만, 연구에 따르면 물의 온도가 맛에 영향을 많이 미치는 것으로 알려져 있거든요. 사람마다 조금 차이는 있지만, 체온 36℃에서 24℃를 뺀 10~12℃ 사이의 물이 마시기에 가장 적당한 물이고, 또 상쾌함을 느끼는 데 적당한 물 온도는 5~12℃입니다. 생수를 보관하는 냉장고 온도가 5~7℃ 정도 되므로 냉장고에 든 물을 컵에 따라 마시면 상쾌하게 물을 마실 수 있습니다. 하지만 앞서 말했듯 시원한 물을 너무 자주 마시면 소화 기능이 떨어져 오히려 건강한 식사를 방해할 수 있으므로, 식사 전후에는 찬물 마시기는 가급적 피하는 것이 좋습니다. 냉장고나 정수기의 찬물을 한 번 마셨다면, 상온에 있는 물도 한 컵 마셔서 속이 너무 차가워지는 것을 막아 주세요.

물 마시기 역시 평소 이미지 트레이닝을 해서 습관으로 완전히 몸에 정착될 수 있도록 해야 합니다. 머릿속에 이미지를 그리며 다음을 마음속에서 반복해서 외워 보세요.

- 나는 하루 2ℓ의 물을 마실 것이다.
- 2ℓ 물을 마시자면 300mL 컵으로 7잔 이상 마셔야 한다.
- 아침 7시에서 저녁 7시까지 7잔의 물을 마시려면 두 시간에 한 컵 이상 마셔야 한다.
- 아침에 일어나자마자 한 잔, 점심 먹기 전까지 2잔, 점심 먹고 나서 30분 후 한 잔, 오후에 2잔, 저녁 7시에 마지막 한 잔을 마실 것이다.

한꺼번에 마시기 힘든 분은 물 마시기 전용 컵을 마련해서 책상이나 잘 보이는 곳에 두고 천천히 조금씩 마셔도 좋습니다. 잘 지키기 힘들면 스마트폰 알람을 설정해 두어 까먹지 않고 물을 마실 수 있도록 해 보세요.

내 조언하는 대로 물 2ℓ 마시기를 실천한 다이어트 도전자에게서 놀라운 변화가 목격될 때가 많습니다. 불과 일주일 만에 1kg 이상을 어렵지 않게 감량하거든요. 그제야 자신의 살이 잘 빠지지 않았던 이유가 물을 잘 마시지 않아서라는 사실을 깨닫기도 합니다. 여러 연구에서도 확인된 바 있지만, 물 2ℓ 마시기는 최고의 다이어트 부스터입니다.

부스터 팁 | 거꾸로 식사가 쉬워지는 '마음챙김'

★★★★★ 바르게 숨을 쉬면 다이어트 능력을 크게 높일 수 있습니다. 바르게 숨을 쉬려면 명상이 좋습니다. 최근 명상에 관한 일반인들의 관심이 높아졌는데요. 대개는 스트레스나 우울감, 집중력 부족 같은 심리 문제를 해결하기 위해 명상을 활용합니다. 그런데 다이어트에도 명상은 큰 도움이 됩니다.

명상은 방법이 무척 많지만, 가장 효과가 있는 것으로 입증된 방법은 마음챙김 명상입니다. 마음챙김은 누구나 어떤 정신 상태에서나 할 수 있습니다. 꼭 마음이 평온해야 할 수 있는 것은 아닙니다. 오히려 마음이 흐트러졌을 때 가장 좋은 해결책이 마음챙김입니다.

『명상에 대한 거의 모든 것』의 저자 마이크 앤슬리는 마음챙김이 의외로 쉽고, 생각이 많아도 얼마든지 할 수 있으며, 바른 방법을 사용하면 큰 효과를 볼 수 있고, 휴식과 평안함까지도 제공한다고 말합니다. 스티브 잡스, 빌 게이츠, 유발 하라리 같은 많은 명사는 마음챙김을 통해 정신력을 극대화하고, 마음이 우왕좌왕하는 시간을 줄여 시간을 크게 절약했다는 자신의 경험담을 털어놓았습니다. 방송인 오프라 윈프리는 심지어 "마음챙김을 훈련하면 1,000%는 더 나은 사람이 된다."

라고까지 칭찬했지요.

우리가 마음챙김에 선뜻 다가가지 못하는 이유 가운데 하나가 혹시 마음챙김이 특정 종교의 일부가 아닐까 하는 오해입니다. 전혀 그렇지 않습니다. 마음챙김은 현대화 과정에서 종교성이 완전히 사라졌기 때문입니다. 마음챙김을 제대로 배우고 싶다면 공인받은 기관에서 시작하는 것도 좋겠지만, 최근 온라인 강의나 각종 관련 앱으로 배울 기회가 늘었습니다. 너무 막연하다면 MBC 다큐멘터리 「마음챙김」을 검색해서 시청해 보세요. 마음챙김에 대한 기초적인 지식을 배울 수 있습니다.

마음챙김은 최근에 다이어트나 체중 조절, 식욕 통제에도 많이 활용되고 있습니다. 마음챙김을 연습하면 식사 통제력을 키울 수 있기 때문입니다. 처음에는 매뉴얼이나 동영상을 보면서 해 보고, 어느 정도 익숙해지면 눈을 감고 혼자서 해 보세요. 서툴러도 좋습니다. 틈틈이 주기적으로 연습하기 바랍니다. 당장 효과를 경험할 수도 있지만, 연습하다 보면 전에는 느껴 보지 못한 새로운 능력들을 얻을 수 있습니다. 인내심을 갖고 매일 꾸준히 세 차례 이상 연습해 보세요. 식사 전후에 마음챙김을 한다면 더욱더 좋겠습니다. 여러분의 식사 통제력이 부쩍 자라는 것을 느낄 수 있을 것입니다.

사무실의 조용한 장소나 침실에 마음챙김을 위한 공간을 마련해 보세요. 방석이나 요가 매트를 준비한다면 더 좋겠지요. 일과표에 정해 놓고 마음챙김을 실천해 보세요. 나만의 마음챙김 계획을 세워 보세요. 그리고 다음에 따라 호흡 명상을 연습해 봅시다.

1 허리는 곧게 펴고 두 다리는 포개지지 않도록 하여 앞뒤로 접어 정좌 자세로 방석 위에 앉는다. 시선은 45° 바닥을 바라보는 느낌으로 눈은 살며시 감고, 턱은 살짝 몸쪽으로 당긴다.

2 양손은 손바닥이 천장을 향하게 하고 무릎 위에 놓는다. 몸이 지나치게 긴장하지 않도록 주의한다.

3 정수리 – 이마 – 눈 – 코 – 콧속으로 숨이 들어가고 나가는 것을 느낀다.

4 양볼 – 입술 – 양어깨 – 등 – 허리 – 엉덩이 – 양손등 – 아랫배 순으로 차례로 주의를 기울이고 감각이 일어나고 사라지는 것을 알아차린다.

5 아랫배에 주의를 기울이고 숨을 들이쉬고 내쉬며 아랫배가 부풀고 가라앉는 것에 주의를 기울이고 팽창과 수축을 느낀다.

6 만약 생각이 떠오르면 생각에 빠지지 말고, 생각하고 있음을 알아차리고 의도적으로 주의를 다시 아랫배로 가져와 아랫배의 부풂과 가라앉음을 계속 관찰한다.

7 몸에서 강한 감각이 일어난다면 그 감각을 굳이 무시하지 말고 강한 감각에 주의를 기울이고 감각의 일어나고, 변하고, 사라지는 것을 부드럽게 알아차리고 감각을 충분히 관찰했다면 다시 주의를 의도적으로 아랫배로 가져와서 아랫배가 부풀고 가라앉는 것에 주의를 기울인다.

8 몸의 감각이나 생각을 알아차릴 때는 부드럽고 따스하게, 친절하게 알아차리도록 이끈다.

chapter 2

가짜 배고픔에 속지 마라!

배고픔과의 전쟁에서 이기는 법

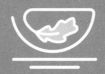

우리가 다이어트를 할 때 맞닥뜨리는
가장 큰 문제는 무엇일까요? 네 맞습니다. 배고픔입니다.
좀 더 정확하게는 배고픔을 참는 것입니다.
우리가 살이 찐 이유는 딱 하나입니다.
필요한 양보다 더 많이 먹었기 때문이지요. 그리고
우리가 필요보다 더 먹게 된 가장 큰 이유는
배고픔을 참지 못해서입니다. 다이어트의 가장 큰 적,
배고픔을 잡는 법을 알아볼까요?

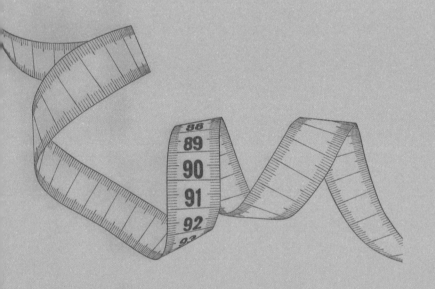

실패하는 가장 큰 원인, 다이어트는 결국 배고픔과의 전쟁

거꾸로 식사법을 보다 효과적으로 실천하기 위해 '배고픔'에 대해서 이야기해 볼까요? 벌써 배가 고프다고요? 우리는 하루에도 여러 차례 배고픔을 느낍니다. 세 끼를 꼬박꼬박 정량으로 먹는다고 해도, 우리는 불현듯 배고픔에 시달립니다. 간혹 안 그런 사람도 있겠지만 대부분이 이렇습니다. 그런데 다이어트를 하려면, 지금까지 먹었던 음식량을 반드시 줄여야 합니다. 배고픔이 더 심해질 수밖에 없겠지요.

다음은 우리가 학교에서 배웠던 수요-공급 곡선입니다. 공급(식사량)이 줄면, 수요(배고픔)는 늘어납니다. 반대로 식사량이 늘어나면 배고픔은 줄어들겠지요. 그런데 다이어트를 시작하면 지금까지 우리가

수요 공급 그래프

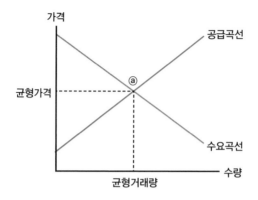

한동안 유지하던 식사량과 배고픔이 균형을 이뤄 포만감을 느끼던 수요-공급 곡선을 완전히 무시해야만 합니다. 배고픔은 더 늘어나는데 식사량은 오히려 줄여야 하기 때문입니다. 그러면 배고픔은 더 커지겠지요. 하지만 너무 걱정하지는 마세요. 다이어트를 시작하고서 느끼던 배고픔의 크기가 평생 가지는 않으니까요. 오히려 다이어트를 지속하다 보면 배고픔의 크기가 점점 줄어드는 것을 느낄 수도 있습니다. 그러니 아주 잠깐, 일시적으로 심한 배고픔에 시달리는 것일 뿐입니다. 앞으로 닥칠 배고픔이 영원하지는 않을 것입니다.

이제 막 거꾸로 식사법을 시작한 여러분이 건강한 정상 체중을 유지하면서, 꼭 필요한 열량만큼의 적정한 배고픔을 느낄 수 있게 되기를 바랍니다. 우리가 지금 겪고 있는 들쭉날쭉한 배고픔이나 감당할 수 없이 커져 버린 배고픔은 우리의 진짜 배고픔이 아니라 가짜 배고품일 수도 있습니다.

이제 거꾸로 식사법을 시작하면 일반적인 수요 공급 곡선에서 완전히 벗어나는 몸의 생리 반응과 마음 상태가 내 몸에 서서히 찾아오게 될 것입니다. 그러니 일단 음식을 줄이면, 배고픔은 점점 커질 것이라는 강박적인 생각부터 버리기 바랍니다. 우리 몸과 뇌, 마음은 대단히 뛰어난 적응 능력을 갖추고 있습니다. 배고픔은 무한 증식하는 바이러스가 아니니 안심하시기 바랍니다.

이번 장에서는 우리의 배고픔을 줄일 수 있는 다양한 방법들을 배우고, 또 실천하게 될 것입니다. 이 방법들 가운데 몇 가지에만 능숙해져도 우리는 배고픔을 지배하고 다스릴 수 있는 통제력을 갖게 될 것입니다. 아예 이런 생각이 도움이 될 수도 있습니다. '배고픔아, 와라! 한번 싸워 보자. 네가 날 괴롭히겠지만, 절대 물러서지 않을 테다. 언젠가는 너의 크기도 지금의 반의반으로 줄어들리라는 걸 나는 잘 알고 있거든.'

배고픔의 고통을
감량의 기쁨으로 바꿀 수 있다

우리가 느끼는 배고픔의 상당 부분은 심리적 허기입니다. 특히 정상 체중을 지나 과체중이나 비만이 되어갈수록 심리적 허기의 크기 역시 커집니다. 우리는 음식을 통해 신체적인 포만감을 느끼는 동시에 심리적 충족감도 느낄 수 있습니다. 그런데 힘들고 스트레스를 받을 때는, 그 반대의 효과를 일으키기도 합니다. 부족한 좋은 기분을 채우고 싶어서 우리 뇌와 몸이 심리적 허기를 부추깁니다. 필요 이상의 음식을 먹게끔 뇌와 몸이 충동질합니다.

사실 이는 원초적인 기억, 엄마의 배 속에 있을 때 탯줄을 타고 오는 영양분으로 배가 차던 무의식의 기억, 어릴 적 젖을 빨고 나면 포만감을 느끼던 기억에서부터 시작된 본능적인 욕구입니다. 그러니 강력할 수밖에요. 점점 늘어만 가는 심리적 허기는 여러 문제를 가진 복합적인 심리 증상이기도 합니다.

심리적 허기가 무엇인지부터 알아볼까요? 심리적 허기는 다른 표현으로 가짜 배고픔fake hunger이라 부르기도 하는데요. 특정 음식의 섭취 또는 피로 등의 원인으로 뇌에서 공복감을 담당하는 중추가 자극되어 발생합니다. 심리적 허기는 여러 가지 원인에 의해 비정상적으로 커질 수 있습니다. 가장 일반적인 세 가지 원인은 다음과 같습니다.

첫째, 체내 혈당이 떨어졌을 때 우리는 종종 가짜 배고픔에 시달립니다. 우리 몸에는 혈당이 떨어져도 이를 해결할 만한 여러 대체 자원을 가지고 있지만, 체내 혈당이 떨어지면, 뇌의 배고픔 중추가 자극되고, 가짜 배고픔을 불러올 수 있습니다. 심지어 음식을 먹은 지 얼마 지나지 않아서 여전히 소화 기관에 음식이 잔뜩 남아 있어도 혈당이 떨어지면서 가짜 배고픔이 발동할 수 있습니다. 이때 해결책으로는 첫째 혈당이 오래 유지되는 현미나 통곡물 같은 저혈당 지수 음식의 섭취 비율을 높이는 것입니다. 둘째는 혈당이 떨어질 때 오는 배고픔 신호를 진짜 배고픔으로 오인하고 음식을 먹는 행동 패턴을 개선하는 것입니다.

두 번째 심리적 허기를 느끼기 쉬울 때는 심한 스트레스, 지속적인 우울감, 심한 불안을 느끼고 있을 때나, 느끼고 난 후입니다. 이럴 때 우리는 필요 이상의 음식을 갈망하는 심리적 허기에 시달리기 쉽습니다. 체중 때문에 고생하는 대부분의 사람이 겪고 있는 증상이지요. 이 역시 효과적인 대응책은 스트레스나 부정적 감정을 잘 다스리고, 적절한 해소책을 마련하는 것입니다. 이에 대해서는 4장에서 좀 더 자세하게 알아보겠습니다.

세 번째는 다이어트를 시작했을 때입니다. 다이어트를 시작하면, 평소보다 훨씬 큰 배고픔을 겪을 수 있습니다. 총 음식 섭취량이 계속 부족하면 우리 뇌에서는 어지러움, 짜증, 화와 같은 다양한 위기 신호를 만들어냅니다. 그 신호들은 심한 배고픔으로 나타나는 가짜 식욕을 일으킵니다. 대부분의 다이어터들이 초반에 의지가 꺾이고 마는 것도 갑자기 엄청나게 늘어나는 이 가짜 배고픔 때문입니다. 그런데 다이어트를 하고 있을 때뿐만 아니라 다이어트를 자주 시도하거나 다이어트에 자주 실패했던 사람들 역시 심리적 허기에 시달립니다.

그렇다면 가짜 배고픔은 어떤 모습으로 우리에게 나타날까요?

1. 갈증과 배고픔을 혼동시킨다. 우리 몸이 탈수 증상을 느끼면, 뇌에서는 갈증 신호를 내보내는데, 바로 옆의 식사 중추에서 이 갈증 신호를 가로채 가짜 배고픔으로 둔갑시킬 때가 많다. 평소에 물을 자주 마시고, 배고프다고 느낄 때마다 얼른 물 한 컵을 마시는 방법으로 대응해 보자. 배고픔 신호가 쉽게 사라질 수도 있다.
2. 옆 사람이 먹는 것, 먹방이나 동영상에서 다른 사람이 먹고 있는 것을 보고 느끼는 배고픔은 대부분은 가짜 식욕이다. 진짜 배고픔은 배가 꼬르륵 소리를 내면서 아무 외부 반응 없이 자연스럽게 올라오는 욕구다.
3. 심한 스트레스에 시달릴 때 찾아오는 배고픔도 의심해 봐야 한다.

갑자기 뜻하지 않은 어려움을 겪게 되거나 화나 걱정, 미움과 같은 부정적 감정을 느낄 때 불현듯 배고픔이 찾아올 수 있다. 이 역시 가짜 배고픔일 가능성이 매우 크다.

4. 초콜릿이나 패스트푸드 같은 특정 음식이 유독 더 먹고 싶다면 이 역시 가짜 배고픔일 가능성이 크다. 이는 신체에서 자연스럽게 만들어지는 진짜 배고픔과 달리, 특정 음식을 먹어서 얻었던 심리적 만족감에서 만들어지고, 그 때문에 자주 돌출하는 가짜 식욕일 수 있다.

5. 아무리 먹어도 성에 차지 않고 좀처럼 포만감이 느껴지지 않는다면 이 역시 가짜 배고픔일 수 있다.

6. 음식을 먹기 전이나 먹은 후에 죄책감이 든다면 이 역시 가짜 배고픔일 가능성이 크다.

7. 배고픔이 마치 고속 엘리베이터를 탄 것처럼 빠르게 치솟는다면 이 역시 가짜 배고픔으로 봐야 한다.

8. 심리적 허기로 인해 갑자기 배가 너무 고파서 아무 생각도 나지 않을 수도 있다. 음식을 다 해치운 이후에야 겨우 정신을 차릴 때가 많다.

9. 아무 생각 없이 음식 먹는 일에만 빠질 수도 있다. 어떤 경우에는 음식 맛도 느끼지 못하고 마치 걸신들린 듯 먹기도 한다.

이런 가짜 배고픔에 맞서기 위해 가장 필요한 것은 무엇일까요? 해답은 매우 간단합니다. 심리 통장의 잔고가 비지 않도록 계속해서 긍정적 감정을 심리 통장에 채워 주는 것입니다. 그런다고 심리적 허기가 완전히 사라지지는 않겠지만, 심리 통장의 잔고에 계속 즐거운 일들을 채울 수만 있다면 우리는 가짜 배고픔이 비정상적으로 커지는 일을 막을 수 있습니다.

그렇다면 심리 통장을 채우는 가장 쉬운 방법은 무엇일까요? 네 그렇습니다. 체중 감량의 즐거움에 집중하는 것입니다. 체중이 100g, 200g씩, 또 1kg, 2kg씩 줄어들 때마다 우리 심리 통장의 잔고도 점점 차오를 것입니다. 목표한 체중에 근접할수록 기쁨도 조금씩 커질 것입니다. 자신의 체중 인증 사진을 찍어서 자주 확인해 보세요. 허리 사이즈가 점점 줄어드는 것을 체감해 보세요. 작아서 입지 못했던 옷을 꺼내 입고서 한껏 기뻐해 보세요. 이런 모습을 주변 사람들에게 자랑해 보세요. 가족이나 지인에게 일부러 부탁해서라도 몸매에 대한 칭찬을 들어 보세요.

지금 생각나는 기쁨, 즐거움, 긍정적 감정을 불러일으킬 일들을 옆의 심리 통장에 적어 보세요. 심리 통장에 잔고가 쌓이는 기쁨을 만끽해 보세요.

심리 통장

5월 25일 체중이 500g 감소했다.

6월 10일 허리둘레 1cm 줄어들었다.

6월 20일 꽉 끼던 청바지가 헐렁하게 느껴진다.

6월 25일 피부가 좋아졌다는 칭찬을 들었다.

들쭉날쭉한 배고픔을
이용하면 성공한다

우리가 느끼는 배고픔은 항상 일정하지 않습니다. 정상 체중을 꾸준히 잘 유지하는 사람조차 매 순간 느끼는 배고픔이 들쭉날쭉할 수 있습니다. 체중이 줄어든다고 해서 우리의 위까지 작아지는 것은 아닙니다. 연구를 통해 밝혀진 바에 따르면 사람의 위 크기는 살이 많이 찐 사람이나 체중이 적게 나가는 사람이나 차이가 없이 일정합니다.

반면 인류는 대기근 시대를 살면서 진화해왔기 때문에 많은 양의 음식도 저장할 수 있는 매우 탄력적인 위를 가지고 있습니다. 한꺼번에 세 끼, 네 끼 분의 식사도 거뜬히 먹을 만큼 크고 잘 늘어나는 위를 가졌습니다. 마음만 먹으면 얼마든지 몇 끼 분의 식사를 한꺼번에 먹을 수 있는 것입니다. 그런데 우리는 평소 절제력을 발휘하고, 포만감 신호를 잘 포착해서 일정한 식사량을 유지하거나 필요한 만큼만 음식을 먹을 수 있습니다. 통제력 덕분일 때도 있지만, 분명 어떤 사람들은 상대적으로 배고픔을 적게 느끼는 것입니다. 한편 배고픔 때문에, 사라지지 않는 허기 때문에 참기 어렵다고 하는 사람도 무척 많습니다.

어째서 사람마다 배고픔을 느끼는 강도나 배고픔을 느끼는 시간이 제각각 다른 걸까요? 사실 배고픔이란 신체 신호이기도 하지만, 앞서 배운 것처럼 심리적 신호이기도 합니다. 여러분이 느끼는 배고픔의 상당 부분은 심리적 허기, 가짜 배고픔입니다.

그러니 여러분은 배고픔이 생겼다가 사라지는 과정의 메커니즘을 잘 이해할 필요가 있습니다. 매우 극심한 배고픔일지라도 음식을 먹으면 어느새 사라집니다. 배고픔이 심하다고 해서 꼭 더 많은 음식을 먹어야 하는 것도 아닙니다. 우리 뇌에서 배고픔 신호와 배부름 신호를 내보내는 것은 천칭 저울로 무게를 재는 일처럼 똑같은 양이나 질을 측정하거나 비교하는, 이른바 균등을 추구하는 과정이 절대 아닙니다. 여기서 우리가 가장 집중해야 할 점은 한번 발생한 배고픔 신호를 식사를 통해 어렵지 않게 해소할 수 있다는 사실입니다. 그리고 정해진 양을 반드시 채워야 하는 것도 아니라는 사실입니다.

우리는 배고픔을 느낄 때 음식을 먹습니다. 식사하고 나면 금세 포만감을 느낍니다. 위가 음식물로 가득 찬 느낌이 들고 배가 부른 느낌도 듭니다. 배고픔도 포만감도 모두 우리 뇌에서 만들어집니다. 특히 대뇌 아래에 있는 시상 하부가 주요 역할을 담당합니다. 시상 하부에는 다양한 신경세포와 신경섬유들이 분포하고 있습니다. 여기에 배고 픔과 포만감을 느끼는 섭식 중추와 포만 중추가 있습니다. 섭식 중추 의 신경세포는 배가 고플 때 활발해집니다. 뇌나 몸의 각 부위에 신호 를 보내 식욕을 부추깁니다. 음식을 먹을 때 침이 나오게도 합니다. 포 만 중추의 신경세포는 영양분을 충분히 섭취했다고 느낄 때, 먹고 싶 은 생각을 억제합니다. 물론 여러 끼니, 여러 날을 굶었다면 위가 가득 찰 때까지 음식을 먹는 것을 멈추기 어렵겠지만, 그런 경우가 아니라 면 어느 정도의 음식 섭취를 하고 나면 포만감을 느끼면서, 좀 전까지 느꼈던 배고픔을 까맣게 잊게 됩니다.

그런데 배고픔에서 식사, 혈당 상승, 포만감으로 이어지는 과정은 어 느 정도 시간을 필요로 합니다. 이 역시 반드시 인지하고, 순간순간 떠 올려야 하는 생각입니다. 적어도 식사 후 10분 이상은 지나야 우리는 포만감을 느낄 수 있습니다. 만약 살이 많이 찐 사람이나 당뇨나 인슐 린 저항성을 가진 사람이라면 훨씬 더 포만감 신호가 지체될 수는 있 지만, 특별한 유전적 문제가 없는 이상 누구나 식사 후 얼마 지나지 않 아 포만감을 느낄 수 있습니다.

적게 먹고도
포만감을 늘릴 수 있다

포만감의 크기나 만족도도, 우리의 노력에 따라 상당 부분 조절할 수 있습니다. 다음의 열 가지 방법으로 포만감을 증폭시키고 강화해 보세요. 원리는 간단합니다. 넛지nudge라는 심리 용어가 있습니다. 원래 '팔꿈치로 슬쩍 찌르다', '주위를 환기하다'라는 뜻으로, 강압적이지 않은 부드러운 개입으로 상대가 더 좋은 선택을 할 수 있도록 유도하는 방법을 말합니다. 심리학자들은 인간을 코끼리에 탄 기수로 자주 비유합니다. 넛지는 기수가 코끼리를 조련하는 심리 기술들 가운데 한 부분입니다. 평소 다양한 식사 관련 넛지를 익혀 두고, 또 연습해 둔다면 식사에서 훨씬 더 큰 통제력을 발휘할 수 있습니다. 또 훨씬 큰 포만감을 느끼는 것도 가능해집니다. 연구를 통해 밝혀진 다양한 다이어트 관련 넛지들을 알아봅시다.

식사 통제력과 포만감을 늘리는 넛지

1. 식사 전 풍선껌을 씹는다. 풍선껌을 삼키지 않으려는 노력이 잔상을 남기면서 식사 시에 식사량을 훨씬 줄일 수 있다.

2. 무거운 접시에 음식을 담아 먹는다. 무거운 접시에 음식을 담으면 같은 양이라도 훨씬 더 많다고 느껴져 식사량을 줄일 수 있다.

3. 작은 포크를 쓰거나 숟가락을 치우고 젓가락으로만 식사한다. 음식을 잡기 힘들수록 식사를 적게 할 수 있다.

4. 평소에 쓰지 않는 손으로 식사한다. 손놀림이 익숙하지 않으면 뇌를 계속 자극하게 되어 식사량도 따라서 줄어든다.

5. 작은 식기에 음식을 담는다. 거꾸로 식사법을 시작했을 때, 전에 쓰던 식기들을 모두 버리고 새 식기를 사서 식사해 보자. 단 이때는 전에 쓰던 그릇들보다 크기가 작은 것들이어야 한다.

6. 식사 중 누군가와 대화를 나눈다. 대화에 지속해서 신경 쓰면서 식사에 덜 집중할 수 있고, 빨리 포만감을 느낄 수 있다. 또 상대와 나누는 대화가 즐겁고 유쾌하다면 더욱 식사량을 줄일 수 있다.

7. 식사 전에 먼저 충분히 물을 마신다. 식사 직전에 마시는 것은 바람직하지 않으며, 적어도 한 시간 전까지 충분히 여러 컵의 물을 마신다.

8. 거꾸로 식사법에 충실한 식사를 한다. 식사 순서에 채소 먹기를 추가해서, 채소, (비 채소) 반찬, 밥 순서로 식사하면 포만감을 빨리 느끼고, 충분히 느낄 수 있다.

9. 천천히 오래 꼭꼭 씹어서 먹는다. 가장 효과적으로 포만감을 늘리

는 방법이다. 단맛이 나는 음식이라면 최대한 꼭꼭 씹어서 단맛을 충분히 느낄 수 있도록 한다. 이 '단맛 최대한 즐기기'를 통해 식사량을 대폭 줄일 수 있다.

10. 식사 중에는 계속해서 포크나 젓가락을 식탁에 내려놓는다. 한 번 음식을 집어 먹고는 식기를 내려놓자. 다시 먹을 때 다시 식기를 들고 음식을 집어서 입에 넣는다. 이 과정을 반복한다.

우리가 느끼는 배고픔은 영원하지 않습니다. 마치 썰물과 밀물처럼 배고픔과 포만감 오가기를 반복할 것입니다. 그러니 지금의 배고픔에 너무 집착하거나 연연하지 마세요. 너무 불안해하지도 마세요. 우리의 배고픔은 맛있는 한 끼 식사, 건강한 적정량의 식사로 얼마든지 사라질 테니까요.

배고픈 다이어트만
있는 건 아니다

우리는 다이어트를 시작하면서 여러 가지 걱정과 불안에 휩싸이곤 합니다. 그중 가장 자주, 크게 느끼는 것은 다이어트를 하면 너무 배고프지 않을까 하는 걱정입니다. 또 너무 배가 고파 힘들지 않을까 하는 걱정도 하게 됩니다. 배고픔에 대한 심한 두려움을 가진 분이 적지 않습니다.

사실부터 말하면, 절대 그렇지 않습니다. 우리는 거꾸로 식사를 하면서 얼마든지 배부름을 느낄 수 있습니다. 심지어 배부름을 충분히 느낄 수도 있습니다. 다른 다이어트 방법처럼 치팅 데이를 따로 두지 않아도 됩니다. 오히려 치팅 데이를 두는 것은 거꾸로 식사법에서 권하지 않는 방법입니다. 건강한 식사법, 거꾸로 식사법만 잘 따른다면, 어쩌면 우리는 이전보다 훨씬 배고픔을 적게 느낄 수도 있습니다.

많은 분이 제게 "원장님 참 이상해요. 정말 배가 너무 고플 줄 알았는데, 의외로 별로 배가 고프지 않아요."라고 고백합니다. 어찌 된 일일까요? 경영학 용어 가운데 '다운사이징downsizing'이란 말이 있습니다. 우리말로는 '소형화'를 뜻하지만, 기존 제품보다 크기는 더 작게 만들면서도 성능은 더 뛰어나게 만든다는 의미를 가집니다. 또 그 반대의 뜻을 가진 업사이징upsizing이라는 용어도 있습니다.

거꾸로 식사법을 통해 여러분은 배고픔은 줄이고, 포만감의 질과 크기는 더 늘리는 법을 배우고 익힐 수 있습니다. 1장에서 설명한 것들만 잘 실천해도 배고픔 다운사이징과 포만감 업사이징이 얼마든지 가능해집니다. 어쩌면 우리가 지금까지 가지고 있었던 고정관념인 '다이어트를 하면 배가 몹시 고프다'는 생각부터 깰 필요가 있습니다. 충분한 수면 시간, 규칙적인 운동과 함께 하루 세끼 정확한 시간에 정량을 식사하는 것만으로도 우리는 배고픔 다운사이징, 포만감 유지, 포만감 업사이징을 어렵지 않게 경험할 수 있습니다. 지금까지 배웠던, 거꾸로 식사법의 포만감 늘리기 방법들 몇 가지만 꾸준히 실천해 보아도 배고픔에 좌지우지되지 않는 식사 통제력을 가질 수 있습니다.

바르고 건강한 거꾸로 식사법을 따른다면 설사 다이어트를 하는 동안이라도 배고픔만 계속 느끼지는 않을 것이며, 더 심한 배고픔에 시달리지는 않을 것이라는 생각을 해 보는 것입니다. 배고픔에 대한 두려움과 걱정을 줄이는 일은 다이어트에서 대단히 중요한 일입니다. 이것만 줄여도 여러분은 훨씬 더 굳세고 능수능란하게 다이어트를 할 수 있습니다.

배고픔을 새롭게 바라보고 받아들이는 시간을 가져 보기 바랍니다.
그리고 정리된 생각으로 내 안의 배고픔에 편지를 써 보세요.

내 배고픔에 편지 쓰기

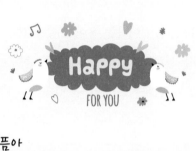

배고픔아

이제 나는 거꾸로 식사를 시작할 거야.

하지만 그렇다고 해서 너를 더 힘들게 만들지만은

않을 거란다.

끝날 것 같지 않던 배고픔도
결국 줄어든다

거꾸로 식사법이 우리에게 가져다 줄 가장 큰 변화는 지금까지 우리를 몹시 괴롭혔던 배고픔은 줄고, 반대로 포만감은 좀 더 늘어나는 것입니다. 그러니 우리는 이제 충분히 희망을 품어도 됩니다. 심하게 나를 괴롭히는 배고픔은 서서히 줄어들고, 내가 충분히 감당할 수 있는 수준까지 낮아질 수 있다는 희망이요.

거꾸로 식사법을 통해서 우리는 새로운 감각을 얻을 것입니다. 건강한 식사와 고통을 유발하지 않는 신체 반응, 또 신체 반응에 대한 통제력과 충분한 받아들임의 자세를 가지게 될 것입니다. 이런 희망적인 예견은 우리에게 거꾸로 식사법에 대한 더욱 큰 용기와 의지를 심어줄 것입니다. 거꾸로 식사하는 내내 잘 견디고 잘 이겨내는 에너지와 열정을 북돋울 것입니다. 그러니 이제 우리가 맞게 될 일시적으로는 조금 심할지도 모르는 배고픔을 담대하게 맞이하는 용기와 결단이 필요합니다.

다음 시 한 구절을 마음으로 반복해서 외워 보는 것도 좋겠습니다.

"거대한 슬픔이 노도의 강처럼 평화를 파괴하는 힘으로 그대의 삶으로 쳐들어오고 소중한 것들이 눈앞에서 영원히 사라져 갈 때 매 힘든 순간마다 그대의 마음에 말하라. '이 또한 지나가리라.'"

— 랜터 윌슨 스미스

가짜 배고픔과 진짜 배고픔 구별법

가짜 배고픔

식사한 지 3시간이 안 됐는데도 배가 고프다.　스트레스 받았을 때 배고픔이 심해진다.　떡볶이, 초콜릿 등 특정 음식이 당긴다.　음식을 먹어도 공허한 기분이 든다.

해결책 : 물이나 토마토 같은 저칼로리 식품을 먹어 가라앉힌다.

진짜 배고픔

배고픔이 점점 커진다.　식사하고 싶은 욕구가 생긴다.　배에서 꼬르륵 소리가 나거나 허기진 기분이 든다.　음식을 먹은 후 행복하고 만족스럽다.

해결책 : 식사힌다.

조금은 비장하게 각오를 다져 보세요. 최대한 의지와 결심을 끌어올려야 우리를 괴롭힐 배고픔에 당당하고 과감하게 맞설 수 있으니까요. 배고픔에 결연히 맞서기 위해서는 진짜 배고픔과 가짜 배고픔을 구별할 줄 알아야 합니다.

진짜 배고픔에 대해 잘 이해하고 있다면 우리는 지금 내가 느끼는 배고픔이 진짜 배고픔인지 가짜 배고픔인지 구분할 수 있고 보다 현명하게 대처할 수 있을 것입니다. 그래서 우리에게는 좀 더 정교하게 자신의 배고픔을 알아차리는 지혜와 능력이 필요합니다. 진짜 배고픔을 알아차리는 능력은 무척 중요합니다. 가짜 배고픔을 냉정하게 거절할 수 있기 때문입니다. 진짜 배고픔은 좀처럼 사라지지 않는 가짜 배고픔, 심리적 허기보다 매우 빠르고 쉽게 사라지는 배고픔입니다. 진짜 배고픔은 어떤 특징이 있는지 좀 더 알아볼까요?

1. 배에서 꼬르륵 소리가 느껴지는 배고픔이다.
2. 식탁 위에 차린 식사만으로도 충분한 포만감을 느낄 수 있는 배고픔이다.
3. 음식이나 간식을 먹기 전, 먹을 때, 먹고 난 후 불편한 감정을 느끼지 않는 배고픔이다.
4. 아침 식사 이후부터 점심 식사 때까지, 또 점심 식사 이후부터 저녁 식사 때까지 서서히 조금씩 커지는 배고픔이다.
5. 배가 부를 때 쉽게 식사를 중단할 수 있는 배고픔이다.

6. 한 끼나 두 끼 정도를 굶었을 때 조금 더 심해지는 배고픔이다.

7. 한두 가지 특정 음식을 갈망하지 않는 배고픔이다.

8. 사정이나 조건에 따라 얼마 동안 참을 수도 있는 배고픔이다.

9. 배가 고플 때 머리가 어지럽거나 짜증이나 화를 유발하기도 하는 배고픔이다.

10. 몸에 필요한 에너지를 제때 공급하기 위해 자연스럽게 발생하는 배고픔이다.

가령 가짜 배고픔이 느껴질 때, 잠깐 산책이나 걷기를 하거나 물 한두 컵을 얼른 마셔서 배고픔을 다스릴 수 있습니다. 잠깐의 명상이나 주의 환기 활동을 통해서 배고픔을 사라지게 할 수도 있습니다. 앞서 배운 가짜 배고픔과 진짜 배고픔을 머릿속으로 정리해 보세요. 그리고 내가 느낀 배고픔이 진짜인지 가짜인지 아래 빈칸에 적어 보세요.

내가 느낀 진짜 배고픔과 가짜 배고픔

내가 느낀 가짜 배고픔	내가 느낀 진짜 배고픔

포만 호르몬 렙틴과
행복 호르몬 세로토닌을 이용해라

우리는 최고의 우군, 조력자를 몸 안에 가지고 있습니다. 바로 렙틴leptin입니다. 렙틴은 물질대사와 행동을 포함한 에너지 섭취 및 소비 조절에 중요한 역할을 담당하는 단백질 호르몬이며, 지방에서 나오는 가장 중요한 호르몬 가운데 하나입니다.

렙틴은 우리 몸의 지방 조직에서 분비되는데, 체지방을 일정하게 유지하는 역할을 합니다. 즉 렙틴이 분비되면 체지방률도 줄어드는데, 체내 대사 효율을 높여서 체중이 서서히 줄어들게 만듭니다. 몸에서 체지방이 증가하면 렙틴 분비 역시 증가해 시상 하부까지 전달됩니다. 그러면 식욕을 억제하고, 에너지 소비를 늘리게 됩니다.

반면 렙틴에 문제가 생기면 고도 비만이나 당뇨병을 유발하기 쉬워집니다. 렙틴의 분비가 줄면 배고픔이 증가하면서 과식하게 됩니다. 체내에 지방이 축적되고 체중 역시 증가하지요. 그런데 체지방이 증가하면 이를 막기 위해 우리 몸은 반사적으로 체내 렙틴 분비량이 높은 상태를 유지합니다. 이렇게 렙틴 수치가 정상 이상으로 높은 상태가 오래 유지되면 렙틴의 기능이 떨어지는 렙틴 저항성이 생깁니다. 렙틴 저항성이 생기면 좀처럼 살을 빼기가 힘듭니다.

대부분의 비만한 사람의 경우에는, 일반인보다 체내 렙틴 농도가 높습니다. 이런 역설적 증상이 나타나는 이유는 갑자기 살이 찌면서 체지방이 증가하고 렙틴의 분비량이 높은 상태를 유지하면, 뇌에서 '먹지 말라'는 신호를 보내도 반응하지 않고 계속 과식, 폭식하게 돼서입니다. 실제로 렙틴 저항성을 가진 비만자는 좀처럼 포만감을 느끼지 못한다고 자주 호소합니다.

삼시 세끼를 꼬박꼬박 먹어서 렙틴의 분비를 원활하게 만들어야 하지만, 매 끼니 과식을 막고, 중간중간 빈번한 간식을 먹는 것도 막아서 렙틴이 낭비되는 일도 막아야 합니다. 또 충분한 수면, 꾸준한 운동 역시 렙틴의 품질을 높이는 것으로 알려져 있습니다. 다음의 5가지를 반드시 지켜야 합니다.

1. 꾸준한 유산소 운동하기
2. 7시간 이상 충분한 숙면하기
3. 천천히 꼭꼭 씹어서 렙틴이 분비될 때까지 식사하기
4. 과식·폭식 금지, 간식 최대한 제한하기
5. 아침 거르지 않기, 정해진 시간에 맞춰 세끼 모두 일정량 식사하기

렙틴과 반대되는 호르몬이 그렐린ghrelin입니다. 그렐린은 식욕을 증가시키는 호르몬으로 28개의 짧은 아미노산 펩타이드 형태를 하고 있습니다. 그렐린은 위의 운동성과 위산 분비를 증가시켜 음식 섭취를 준비하는 역할을 합니다. 그렐린은 우리가 배고픔을 느끼게 하는 호르몬이기도 합니다. 배가 고플 때 분비량이 늘었다가 식사하고 난 후 위가 차면 급격히 줄어듭니다. 그렐린 역시 앞서 제안한 5가지 수칙을 잘 지키면 과도하게 분비되지 않습니다.

배고픔과 포만감을 좌우하는 것은 렙틴이나 그렐린만은 아닙니다. 다른 호르몬들 역시 이 두 가지 감정에 직접·간접적으로 영향을 미칩니다. 대표적인 호르몬이 코르티솔cortisol 같은 스트레스 호르몬입니다. 급성의 심한 스트레스는 식욕을 떨어뜨리고 소화액 분비 및 위장 운동의 기능을 약화하기도 하지만, 만성화된 스트레스는 그 양상이 완전히 달라집니다. 체내 스트레스 호르몬의 분비가 계속 높은 상태를 유지하면서 식욕 조절이 오히려 힘들어집니다. 과다 분비된 코르티솔은 지방 조직에 존재하는 수용체와 결합하면서 지방이 잘 저장되도록 만듭니다. 이 수용체가 주로 내장 지방에 분포하기 때문에 복부 비만이 생기기 쉽습니다.

또 스트레스가 심하면 좋아하는 음식이 바뀝니다. 기분이 좋을 때는 더 건강한 음식을 선택하는 반면, 코르티솔이 많이 분비될 때는 당이 높은 음식을 더 선호하게 됩니다. 또 고혈당, 고지방 음식을 먹었을 때, 뇌의 보상 체계를 자극해서 쾌락을 느끼면서 배고픔이나 음식을 참기 어렵게 만듭니다. 장기적인 코르티솔의 과다 분비는 간에서 포도당을 만들어내 혈당을 계속해서 높입니다. 그러면 우리 몸은 혈당 균형을 유지하기 위해 인슐린 분비량도 함께 늘립니다. 인슐린은 혈당을 낮추는 역할도 하지만, 지방 합성을 촉진하는 역할을 담당합니다. 결국, 비만을 유발할 수 있습니다.

반대로 우리를 행복하게 만드는 세로토닌serotonin이나 도파민 dopamine 같은 신경전달 물질은 식욕을 다스리는 역할을 합니다. 세로토닌은 행복하고 차분한 감정을 유발하는 물질입니다. 그런데 세로토닌은 우리가 포만감을 느끼게 해 주고, 음식 섭취를 줄이려는 욕구도 불러일으킵니다. 실제로 약으로 세로토닌을 적절히 투여하면 식욕이 줄어들어 비만 치료제에 세로토닌이 많이 활용됩니다.

뇌에서 세로토닌 분비가 늘어나면 식욕을 왕성하게 만드는 도파민의 분비를 억제해, 포만감을 빨리 느끼게 합니다. 따라서 세로토닌 분비를 증가시키는 다양한 활동들이 식욕 조절, 음식 통제력에도 큰 도움을 줄 수 있습니다.

반면 도파민은 각성과 쾌감을 주는 물질입니다. 기름진 음식을 먹거나 카페인 음료를 마실 때, 혹은 운동 직후에도 아주 짧은 시간 동안 급속하게 분비됩니다. 이렇게 도파민이 분비되면 큰 만족감, 쾌감을 느낄 수 있습니다. 따라서 더 자주 많이 쾌감을 느끼기 위해 과식을 하거나 기름진 음식을 찾게 됩니다. 세로토닌은 도파민 과다 분비를 일으키는 내적 스트레스와 과도한 경쟁심을 완화해 주며, 스트레스로 인한 아드레날린 과잉 분비와 그 후유증으로 나타나는 폭력성과 충동성, 공격성을 줄이는 역할까지 담당합니다.

부스터 팁 | 식사의 의미를 되찾고, 식욕 통제력을 회복하는 '아몬드 명상'

★★★★★ 아몬드는 거꾸로 식사법에서도 중요한 재료입니다. 매일 한 줌 정도 먹으면 체중 감량 효과도 얻을 수 있습니다. 아몬드를 활용해 마음챙김 명상도 해 볼 수 있습니다. 아몬드 명상은 우리에게 작은 음식이 가진 소중한 의미와 식사의 가치를 발견하게 해 줍니다. 음식을 참을 수 있는 식사 통제력도 키워 줍니다. 먼저 품질이 좋은 아몬드 한 봉지를 사서 식탁에 두세요. 그리고 식사 전후에 한 번씩 다음과 같이 아몬드 명상을 실천해 보세요.

1 먼저 아몬드 한 알을 준비한다.

2 편안한 자세를 취한 뒤 손바닥 위에 아몬드를 놓아둔다.

3 3분간 아몬드를 눈으로 감상한다. 그저 무심히 바라만 본다.

4 3분간 아몬드를 들어 아몬드를 처음 보는 것처럼 관찰한다. 코로 냄새를 맡고 손으로 아몬드의 표면을 만지며, 그 생김새를 편안히 관찰한다.

5 5번 정도 천천히 숨을 들이쉬고 내쉰다. 만약 중간중간 갑자기 '지금 이걸 대체 왜 하는 거지?' 같은 생각이 든다면, 그 생각이 들었

다는 사실을 단지 알아차리고 주의를 다시 아몬드에 되돌려준다.

6 이제 아몬드를 입에 머금고 있다.

7 혀에서 느껴지는 아몬드의 맛과 질감을 알아차린다. 만약 아몬드를 씹을 준비가 되었다면, 씹기 전에 씹으려는 자신의 의도를 먼저 감지하고, 이를 알아차린다.

8 아몬드를 최대한 천천히 씹는다.

9 최대한 천천히 아몬드의 맛과 질감, 향기를 느낀다.

10 아몬드가 식도를 타고 모두 내려간 뒤 5번 천천히 숨을 들이쉬고 내쉰다.

아몬드 대신 건포도나 쌀밥 한 숟가락, 수제 햄버거 등으로 난이도를 높여 나갈 수 있습니다. 그러면 건포도 명상, 햄버거 명상, 쌀밥 명상이라고 부르면 됩니다. 식사 전후 아몬드 명상을 하고 그 느낌을 옆에 일기로 적어 보세요. 일주일에 두세 차례 노트에 아몬드 명상 일기를 적어 보기 바랍니다.

Oh
. . MY LOVE . .

년   월   일

_____

_____

_____

_____

_____

_____

_____

_____

_____

_____

_____

_____

_____

_____

_____

_____

_____

_____

_____

chapter 3

음식 취향을 높여라!

거꾸로 식사는 안 먹는 게 아니라 좋은 음식을 먹는 것

다이어트라고 해서 전에 잘 먹지 않던
새로운 음식을 찾아서 억지로 먹으려고
할 필요는 없습니다. 그보다는 다이어트를 할 때
반드시 생길 수밖에 없는 배고픔을 해소하고,
포만감을 채울 수 있는 음식들로
식단을 구성하는 지혜가 필요합니다.

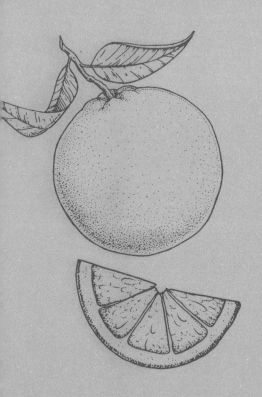

배고픔 유발자,
고혈당 지수 음식

거꾸로 식사법의 핵심은 무엇을 먹느냐보다 1장에서 소개했던 '채소 반찬을 식사 순서에 반드시 넣는다는 것'과 지금까지 잘 하지 않았던 '천천히 꼭꼭 씹어서 먹는 식사 습관을 들이는 것'에 집중하는 일입니다. 그러고 나서 음식을 가려야 한다면 커진 공복감을 더욱 높일 만한 음식은 될 수 있는 한 피하고, 포만감을 높일 수 있는 음식을 최대한 식단에 반영하는 것입니다.

따라서 다이어트에 좋은 음식이란 고른 영양을 갖추고 있는 음식입니다. 전체 섭취량을 줄여야 하는 식사에서 부족해지기 쉬운 영양소를 충분히 포함하고 있는 음식들 가운데 포만감은 높이고, 배고픔은 줄이는 음식들이라고 할 수 있습니다.

그렇다면 어떤 음식이 우리의 배고픔을 더욱 크게 할까요? 거꾸로

식사법을 실천할 때 최대한 피해야 할 음식은 무엇일까요? 우리는 혈
당 지수에 대해서 먼저 알아야 합니다. 혈당 지수Glycemic Index, GI란
음식을 섭취한 후 혈당이 상승하는 속도를 나타내는 수치로, 포도당
100g을 섭취했을 때 혈당이 올라가는 속도를 100으로 두고, 각 음식
을 섭취했을 때 혈당이 상승하는 속도를 상대적인 값으로 0~100까지
로 나타낸 수치입니다.

우리가 주로 먹는 음식들의 혈당 지수를 비교해 볼까요?

우리가 주로 먹는 음식의 혈당 지수

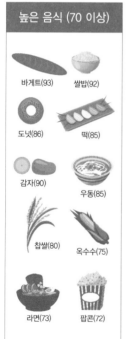
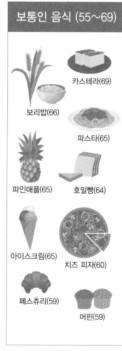
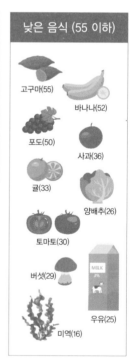

( )괄호 안은 식품별 혈당 지수

포도당에 보다 가까운 정제 탄수화물 식품이 혈당 지수가 높은 반면, 천연 식품에 가까운 고구마나 바나나, 귤과 같은 음식은 상대적으로 혈당 지수가 낮음을 알 수 있습니다. 배가 좀 더 고프고, 덜 고프고의 가장 중요한 원리가 여기에 숨어 있습니다. 혈당 지수가 높은 음식을 섭취하면 빠르게 혈당이 오르지만, 또 빠르게 혈당이 떨어지게 됩니다. 한편 낮은 혈당 지수 음식은 천천히 혈당을 끌어올리고, 또 천천히 떨어뜨립니다. 다시 말해 혈당 지수가 높은 음식과 혈당 지수가 낮은 음식이 그리는 혈당 포물선이 서로 다르다는 것입니다.

그런데 혈당이 떨어지면 우리 뇌에는 심각한 금단 증상이 나타납니다. 빨리 체내 혈당을 올리기 위해서 온몸이 총동원됩니다. 몸과 뇌 전

음식에 따른 섭취 후 혈당 지수 변화 그래프

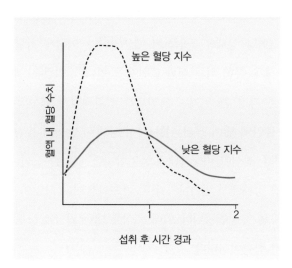

체에서 음식을 갈망하는 배고픔 증상을 충동질합니다. 혈당 지수가 높은 음식을 쉬지 않고 계속 섭취하면서 혈당이 마치 큰 파도처럼 올라갔다가 떨어지기를 반복하는 것을 혈당 롤링 현상이라고 부릅니다. 평상시 혈당 지수가 높은 음식들로 구성된 식사를 반복하는 사람에게 자주 나타나는 증상이지요.

정제 탄수화물이나 당이 풍부한 음식을 섭취하면 우리 몸은 혈당을 낮추기 위해 인슐린 호르몬을 다량으로 빠르게 분비합니다. 일시적인 고혈당 상태는 포만감과 함께 큰 심리적 만족감을 주고, 뇌의 기능도 일시적으로 상승시킵니다. 우리 마음은 이를 매우 짜릿해 하며 쾌락으로 받아들여 각인된 기억으로 남깁니다. 우리에게 다이어트가 그토록 어려운 이유도 이 높은 혈당이 제공하는 짜릿함과 심리적 만족감을 끊임없이 갈망하는 마음을 다스리기 힘들기 때문입니다.

그러나 이 짜릿함과 만족감은 이어지는 인슐린 과잉 분비로 이내 사라지고 맙니다. 인슐린이 빠르게 분비되면서 체내 혈당이 빠르게 떨어지면서 저혈당 상태에 돌입하기 때문입니다. 이렇게 저혈당 상태가 되면 우리 신체, 특히 뇌는 심한 불안을 느낍니다. 인간은 체내 혈당이 부족한 것을 가장 큰 위기로 느끼도록 진화되었기 때문입니다. 우리 뇌는 이내 불안에 떨며 몸과 뇌를 각성 상태로 만들어 교감 신경계를 흥분시킵니다. 심신이 비상사태에 돌입합니다. 위기를 느낀 우리 몸에서는 저혈당 상태에서 벗어나기 위해 탄수화물이나 단맛이 나는 음식을 갈망하도록 충동질합니다. 이때 음식에 대한 집착과 충동이 커지면서 벗어나기 힘들어집니다.

그래서 고혈당 음식을 다시 먹게 되고 비만과 과식의 악순환이 만들어집니다. 어느 정도 가늠은 하고 있겠지만, 우리가 자주 먹는 음식들의 혈당 지수를 알아볼까요?

구분	식품별 혈당 지수
콩류	두부 부침(46), 팥(45), 완두콩(45), 유부(43), 두부(42), 비지(35), 청국장(33), 된장(33), 콩(33), 땅콩(30), 아몬드(29), 강낭콩(26), 두유(25)
해조류	다시마(19), 김(17), 미역(16), 파래류(15), 한천(12), 우뭇가사리(11)
과자/ 간식	아이스크림 바(100), 초콜릿(90), 캐러멜(86), 감자튀김(85), 콘플레이크(75), 쿠키(77), 감자 칩(60), 젤리(46),
빵/ 떡	바게트(93), 식빵(91), 찹쌀떡(88), 도넛(86), 롤빵(83), 카스테라(69), 호밀빵(64), 통밀빵(50)
음료	코코아(47), 천연 과즙 주스(42), 커피믹스(24), 녹차(10), 홍차(10)
면류	우동(85), 라면(73), 파스타(65), 메밀국수(54), 중화면(50)
곡류	정백미(84), 흰죽(57), 밀가루(55), 보리(50), 현미 죽(47)
과일류	파인애플(65), 황도 통조림(63), 바나나(52), 포도(50), 망고(49), 멜론(41), 복숭아(41), 감(37), 사과(36), 키위(35), 자두(34), 귤(33), 배(32), 딸기(29), 살구(29)
유제품	연유(82), 생크림(39), 크림치즈(33), 마시는 요구르트(33), 마가린(31), 가공 치즈(31), 버터(30), 저지방 우유(26), 우유(25), 플레인 요구르트(25)
육류/ 달걀	소고기(49), 햄(46), 돼지고기(46), 소시지(46), 닭고기(45), 오리고기(45), 양고기(45), 달걀(30)
어패류	대구(40), 고등어(40), 구운 어묵(55), 찐 어묵(51), 참치통조림(50), 굴(45), 바지락(44), 전복(44), 장어구이(43), 대합(43), 연어알(40), 모시조개(40), 참치(40), 전갱이(40), 붕장어(40), 오징어(40), 낙지(40), 명란(40), 말린 멸치(40), 꽁치(40)
채소류	감자(90), 당근(80), 산마(75), 옥수수(75), 참마(65), 호박(65), 토란(64), 밤(60), 은행(58), 고구마(55), 마늘(49), 우엉(45), 연근(38), 양파(30), 토마토(30), 대파(28), 생강(27), 양배추(26), 피망(26), 죽순(26), 풋고추(26), 부추(26), 쑥갓(25), 가지(25), 아스파라거스(25), 셀러리(24), 무순(24), 오이(23), 청경채(23), 양상추(23), 콩나물(22), 샐러드 채(22), 시금치(15)
버섯류	송이버섯(29), 팽이버섯(29), 새송이버섯(28), 양송이(24)
조미, 향신료/ 소스, 잼류	백설탕(109), 맥아당(105), 꿀(88), 딸기잼(82), 후추(73), 카레(49), 고추냉이(44), 마요네즈(15), 간장(11), 양 겨자(10), 식초(3)

이 중 혈당 지수가 높은 음식들 위주로 식사를 했을 때와 혈당 지수가 낮은 음식들로 식사를 했을 때 우리는 몸에 전혀 다른 현상이 나타나는 것을 깨달을 수 있습니다. 다시 말해 혈당 롤링 현상이 나타나는 경우가 있을 것이고, 포만감이 오래 계속되다가 다음 식사까지 심한 배고픔을 잘 느끼지 않는 경우가 있을 것입니다.

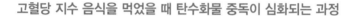

고혈당 지수 음식을 먹었을 때 탄수화물 중독이 심화되는 과정

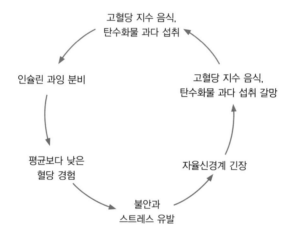

여기까지만 읽어도 지금껏 내가 왜 그토록 배가 고팠는지, 끊임없이 배고픔에 시달렸는지 의문이 어느 정도 풀렸을 것입니다. 다이어트를 하지 않을 때라도 혈당 지수가 높은 음식들로 구성된 식사가 가진 위험성을 충분히 깨달았을 것입니다.

옆의 편지지에 여러분이 그동안 사랑했던 고혈당 지수 음식에 보내는 이별 편지를 써 보세요.

고혈당 지수 음식에 보내는 이별 편지

사랑하던 초콜릿 케이크와 떡볶이야,

도넛과 감자튀김아, 이제 한동안 볼 수

없을 거야. 나는 앞으로 석 달 동안 너희들을

만나지 않을 거야. 사지도 않을 거야. 먹지도 않을 거야.

아주 가끔 너희들 가운데 한 녀석을 다시 먹겠지만,

앞으로 석 달 동안은 절대 만나지 않기로 했어.

배고픔을 없애고
포만감을 늘리는 음식

여러분을 더욱 배고프게 만들었던 음식에 이별의 편지를 썼다면, 이번에는 거꾸로 식사를 하는 동안 나의 배고픔을 없애고 포만감을 늘려 줄 음식들을 하나씩 호명해 보세요. 133쪽의 식품별 혈당 지수 표를 하나씩 살펴보고 거기에 없는 음식이라면 혈당 지수를 확인해서 하나씩 호명해 보세요. 1장에서 살펴본 식이 섬유가 풍부한 각종 채소와 과일들이 우리의 배고픔을 지켜줄 후보 음식들입니다.

나의 배고픔을 채워줄 소중한 음식들의 리스트를 작성해 보세요. 아직 잘 찾지 못했다면 다음에 제시하는 18가지 음식 가운데서 골라도 좋습니다.

배고픔을 없애고 포만감을 늘리는 음식

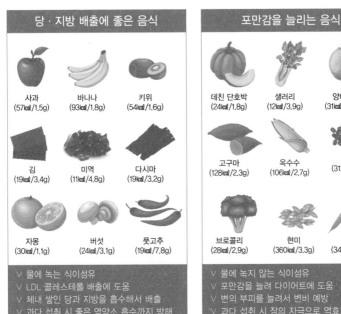

당 · 지방 배출에 좋은 음식

사과 (57㎉/1.5g)	바나나 (93㎉/1.8g)	키위 (54㎉/1.6g)
김 (19㎉/3.4g)	미역 (11㎉/4.8g)	다시마 (19㎉/3.2g)
자몽 (30㎉/1.1g)	버섯 (24㎉/3.1g)	풋고추 (19㎉/7.8g)

∨ 물에 녹는 식이섬유
∨ LDL 콜레스테롤 배출에 도움
∨ 체내 쌓인 당과 지방을 흡수해서 배출
∨ 과다 섭취 시 좋은 영양소 흡수까지 방해

포만감을 늘리는 음식

데친 단호박 (24㎉/1.8g)	샐러리 (12㎉/3.9g)	양배추 (31㎉/2.2g)
고구마 (128㎉/2.3g)	옥수수 (106㎉/2.7g)	팥 (312㎉/16.7g)
브로콜리 (28㎉/2.9g)	현미 (360㎉/3.3g)	당근 (34㎉/3.1g)

∨ 물에 녹지 않는 식이섬유
∨ 포만감을 늘려 다이어트에 도움
∨ 변의 부피를 늘려서 변비 예방
∨ 과다 섭취 시 장의 자극으로 역효과

출처_ www.dietshin.com

나의 배고픔을 없애 줄 음식들

리스트를 모두 작성했다면, 앞으로 이 식재료, 메뉴를 식단에 적극 적으로 반영하기 바랍니다.

다이어트할 때
알아두면 좋은 음식 5

이제 우리 머리에는 무엇을 먹고 무엇을 먹지 말아야 할지에 관한 밑그림이 어느 정도 그려졌을 것입니다. 그런데 다이어트를 할 때 생각지 못하게 큰 도움을 주는 음식들이 있습니다. 그 음식들과 그 이유를 하나씩 살펴보겠습니다.

아침에 먹는 달걀 한 개

달걀 한 개에는 약 7g의 최고급 단백질이 함유되어 있고, 비타민 A, D, E를 비롯해 칼슘 등 영양소가 풍부합니다. 아침 공복 상태에서 삶은 달걀 하나를 먹으면, 포만감을 오래 유지시켜서 점심에 과식하는 것을 막아 줍니다.

오후 간식으로 먹는 오렌지 한 개

오렌지는 다른 과일과 마찬가지로 식이섬유가 풍부합니다. 또 오렌지는 다른 과일에 비해 포만감을 오래 유지시켜서 배고픔을 줄이는 데 큰 효과가 있습니다. 또 오렌지의 식이섬유는 지방 분해에도 도움을 주며 다이어트에 효과적입니다. 또 단 음식 섭취를 줄이면서 단맛을 맛보지 못해 생긴 심리적 결핍감을 채우는 음식으로도 안성맞춤입니다.

저녁 주메뉴로 도토리묵 무침 한 접시

도토리묵은 90% 이상이 수분으로 이뤄진 음식으로 식이섬유가 풍부해서 조금만 먹어도 포만감을 느낄 수 있습니다. 또 도토리에 든 타닌 성분이 담즙산과 결합해 담즙산의 재흡수를 방해하고 배출시켜 체내 콜레스테롤을 줄여 줍니다.

저녁에 먹는 매운 고추 두 개

고추의 매운맛을 내는 캡사이신은 우리 몸의 신진대사를 원활하게 만들어 체중감량에 도움이 됩니다. 또 혈액 순환을 도와 체지방을 태우는 효과가 있으며, 식욕을 억제하는 식욕 억제 역할을 하기도 합니다. 또 고추에는 비타민 C, 비타민 A, 비타민 P 같은 각종 비타민도 풍부해 다이어트로 부족해지기 쉬운 영양소를 채워 줍니다.

저녁 한 끼로 안성맞춤인 연어샐러드 한 접시

연어는 기름기가 많아 흔히 칼로리가 높을 것이라고 착각하지만, 저칼로리 식품입니다. 연어 100g은 대략 100kcal입니다. 이는 닭가슴살과 거의 비슷한 수준입니다. 다이어트를 하면서 떨어지기 쉬운 체력을 보충하고, 단백질이 풍부해 포만감을 올리는 데에도 큰 도움이 됩니다.

그 밖에 현미, 아보카도, 수박, 참외, 오트밀, 사과, 녹차, 곤약, 계피, 생강, 요구르트 등도 여러 가지 효과와 효능 덕분에 다이어트에 직간접적으로 도움을 줄 수 있는 음식들입니다.

영양 균형을 찾아주는
파이토케미컬

다이어트할 때 가장 놓치기 쉬운 것이 바로 영양입니다. 음식 섭취량을 줄여야 한다는 생각에 기회가 날 때마다 자극적이고, 입맛에 당기는 음식부터 먼저 섭취하려고 하기 때문입니다. 그러면서 전에는 쉽게 얻을 수 있었던 영양소가 자칫 결핍되기 쉽습니다. 그런데 이런 영양소 결핍은 생각보다 더 큰 악영향을 끼칠 수 있습니다. 다이어트로 인한 영양 결핍으로 다이어트하기가 힘들어지는 경우를 어렵지 않게 찾을 수 있습니다. 가령 식이섬유 섭취가 부족하면 당장 소화와 배변 활동에 문제가 생기면서 다이어트를 지속하기 어렵게 만듭니다.

계속 살이 찌는 사람들에게서도 심각한 영양 결핍 증상이 나타나는 경우가 적지 않습니다. 분당서울대병원 박영석 교수 연구팀이 비만

대사 수술을 받은 215명의 비만 환자들의 데이터를 참고해 수술 전 영양소 결핍 상태를 조사한 결과, 80%가 비타민 D 결핍으로 나타났습니다. 그다음으로 비타민 B¹(18.3%), 엽산(14.2%), 철분(11.8%), 아연(7.6%) 순으로 결핍 비율이 높게 나타났습니다.

내가 정상 체중보다 더 나간다고 해서 영양까지 충분한 것은 아닐 수도 있는 것입니다. 거꾸로 식사법에서 가장 강조하는 원칙도 식사량은 10~30% 줄이더라도 영양 섭취는 더 신경을 써서 절대로 결핍되지 않아야 한다는 것입니다. 거꾸로 식사법의 핵심인 매끼에 채소 반찬을 추가하는 식사 원칙 역시 이런 영양 결핍이나 영양 불균형 문제를 해결하는 가장 좋은 식사 방법이 됩니다. 이왕 채소 반찬을 추가하기로 했다면, 다음의 몇 가지 중요한 구성 원리를 따라서 실천해 봅시다. 훨씬 더 건강하고 균형 잡힌 식습관을 갖게 될 것입니다.

채소 반찬 추가하기에서 가장 중요한 원칙은 파이토케미컬phytochemical을 살뜰히 챙기라는 것입니다. 최근 들어 파이토케미컬에 관한 관심이 점점 높아지고 있습니다. 항산화 물질 하면 우리가 가장 먼저 떠올리는 영양소가 파이토케미컬일 것입니다. 파이토케미컬은 식물을 뜻하는 파이토phyto와 화학을 뜻하는 케미컬chemical의 합성어로 식물 속에 포함된 화학 물질을 지칭하는 말입니다. 파이토케미컬은 식물이 자외선, 자기 안에서 생성된 활성 산소, 유해 세균, 곤충으로부터 자신을 보호하기 위해 만들어내는 화학 물질입니다. 그리고 채소나 과일, 곡물 등 식물의 색깔을 결정하는 색소 물질이기도 한데요. 엄밀하게 말하면 먹지 않았을 때 문제가 될 만한 결핍증이 크게 생기지 않기 때문에 필수 영양소로는 분류되지 않습니다. 그러나 충분히 섭취하면 노화와 질병을 억제하는 탁월한 항산화 기능과 면역력 증진을 기대할 수 있는 영양소입니다.

우리가 흔히 알고 있는 단백질, 지방, 탄수화물, 무기질, 비타민의 5대 영양소로는 채울 수 없는 영양소가 바로 이 파이토케미컬입니다. 5대 영양소를 균형 있게 섭취하더라도 각종 음식을 통해 보충되는 파이토케미컬이 부족하면 여러 가지 건강 문제가 생길 수 있는데요. 무엇보다 활성 산소로 인한 노화의 진행을 막기 힘들어집니다. 파이토케미컬은 인체의 항상성 유지, 세포 손상 억제, 면역 기능 향상, 활성 산소 제거와 같은 중요한 역할을 담당하는 영양소입니다. 채소와 과일에는 파이토케미컬이 다량 함유되어 있습니다. 채소 반찬 추가하기는 파이토케미컬을 안전하게 챙길 수 있는 가장 이상적인 방법입니다.

현재까지 밝혀진 파이토케미컬 종류는 1만 종이 넘고 그 효능 역시 종류별로 제각각인데요. 파이토케미컬은 고유한 색깔을 나타내는 경우가 많습니다. 채소나 과일은 저마다 고유색이 있지요. 그 고유색과 파이토케미컬은 상당 부분 일치합니다. 특히 채소와 과일의 고유색이 진할수록 해당 성분이 더 많이 들어있으니 채소를 고를 때는 고유색이 최대한 선명한 것을 고르는 것이 좋겠습니다.

붉은 과일과 채소에 든 대표적인 파이토케미컬은 라이코펜lycopene입니다. 라이코펜은 혈류 개선 및 암세포 억제에 효과가 있는 것으로 알려졌지요. 초록색 과일과 채소에 든 대표적인 파이토케미컬은 클로

채소와 과일 색깔별 파이토케미컬과 효능

레드 푸드 (혈관 지킴이)	**주요 성분**	라이코펜
	효능	항암, 면역력 증가, 혈관 강화, 항산화, 발암 물질 해독
	식품	사과, 토마토, 석류, 딸기, 수박, 붉은 피망, 고추, 체리, 비트, 라즈베리, 강낭콩, 팥
옐로우 푸드 (건강을 위한 황금)	**주요 성분**	베타카로틴
	효능	항암, 항산화, 노화 예방, 면역 기능 향상
	식품	호박, 고구마, 살구, 밤, 오렌지, 귤, 레몬, 파인애플, 당근, 감, 옥수수
그린 푸드 (간 건강 지킴이)	**주요 성분**	클로로필
	효능	간세포 재생, DNA 손상 억제로 암 예방
	식품	피스타치오, 콩류, 오이, 셀러리, 겨자, 근대, 브로콜리, 상추, 시금치, 양배추, 케일, 멜론
퍼플·블랙 푸드 (세포 손상 방어)	**주요 성분**	안토시아닌
	효능	항산화, 세포 손상 억제, 노화 예방, 면역력 향상, 혈전 예방, 기억력 향상
	식품	가지, 적채, 포도, 블루베리, 자색 고구마, 흑미, 자두, 포도, 홍차
화이트 푸드 (면역 증강)	**주요 성분**	퀘르세틴, 안토크산틴
	효능	콜레스테롤과 혈압 감소 심장 질환과 암 예방, 균과 바이러스에 대한 저항력 향상
	식품	마늘, 양파, 무, 배, 더덕, 도라지, 콩나물, 배, 바나나, 버섯

로필chlorophyll입니다. 우리가 흔히 엽록소로 알고 있는 파이토케미컬입니다. 클로로필은 피로 회복에 탁월한 효과가 있고 독소를 몸 밖으로 내보내는 디톡스 효과도 뛰어납니다. 또 간세포 재생, 중금속과 같

은 유해 물질을 배출하는 천연 해독제 역할을 하기도 합니다. 노란색 과일과 채소에 든 대표적인 파이토케미컬은 베타카로틴β-carotene인데요. 베타카로틴은 면역력 강화에 탁월한 효능이 있습니다. 또 체내에서 비타민 A로 변환되어 특히 눈 건강에 도움을 줍니다. 흰색 과일과 채소에 든 대표적인 파이토케미컬은 퀘르세틴quercetin, 안토크산틴anthoxanthin입니다. 체내 유해 물질 배출을 돕고 바이러스에 대한 저항력을 길러 감기나 호흡기 질환을 예방하는 효과가 뛰어납니다. 또 콜레스테롤과 혈압을 감소시키며 심장 강화, 노화 지연, 혈류 개선 등의 효과가 뛰어납니다. 검은색 과일과 채소에 든 대표적인 파이토케미컬은 안토시아닌anthocyanin입니다. 안토시아닌이 함유된 과일과 채소는 안토시아닌의 함량에 따라 푸른색, 검은색, 자주색 등 다양한 빛을 냅니다. 검은콩, 고구마 껍질, 각종 베리류에 안토시아닌이 풍부하게 함유되어 있습니다. 그 밖에도 천연 항생제라고 할 수 있는 레스베라트롤resveratrol이나 눈 건강에 좋은 레시틴lecithin도 많이 들어있습니다.

지금까지 설명에서도 알 수 있듯이 파이토케미컬은 다이어트를 하면서 생길 수 있는 여러 가지 부작용이나 생리 현상을 예방하거나 줄여 주는 역할을 합니다. 따라서 채소 반찬을 추가할 때는 다음과 같은 원칙을 따르면 더욱 파이토케미컬을 잘 섭취할 수 있습니다.

1. 파이토케미컬은 막 따낸 직후부터 서서히 영양소가 파괴되므로, 최대한 빨리 섭취하는 것이 좋다. 번거롭더라도 조금씩 자주 사서 신

선한 상태로 섭취한다.

2. 가급적 껍질이나 뿌리, 거친 부분을 제거하지 않고 통째로 섭취하는 것이 좋다. 믿을 수 있는 유기농 채소나 과일이라면 표면을 지나치게 씻지 않고, 그대로 먹는다.

3. 채소의 영양소를 잘 섭취하기 위해 천천히 꼭꼭 씹어서 먹는다.

4. 영양의 파괴가 생길 수 있는 열을 가열하는 조리는 충분히 따져 보고 한다. 가열할 때 보다 잘 섭취할 수 있는 영양소도 더러 있지만, 대부분은 가열하지 않은 채로 먹는 것이 바람직하다. 나물보다는 샐러드로 먹는 것이 좋다.

5. 최대한 진한 색깔을 가진 채소와 과일을, 다양한 색깔로 구성해서 먹는다. 무지개색 식단을 만든다면 금상첨화다.

탄수화물, 끊을 수 없다면 종류를 바꿔라

여러 연구에서 정제된 당류는 마약만큼 중독성이 강하다는 사실이 확인되었습니다. 거꾸로 식사를 효과적으로 하기 위해서는 설탕, 액상 과당, 올리고당, 시럽 등 식품 제조 시 첨가되는 첨가 당을 완전히 끊는 것에 도전해 봐야 합니다. 당을 끊고서 2주 정도만 지나면 달지 않은 음식에 적응되고, 8주 정도가 지나면 당에 중독됐던 뇌도 바뀔 수 있습니다.

첨가 당 대신 과일이나 우유 등으로 음식 본연의 단맛을 느껴 보세요. 정 힘들면 정제하지 않은 천연 설탕, 벌꿀, 메이플시럽 같은 천연 당을 조금 활용하는 것도 나쁘지 않습니다. 천연 당은 정제당보다 혈당을 천천히 올리기 때문에 훨씬 배고픔을 적게 느끼게 하고 포만감도 오래 유지해 줍니다.

과자나 각종 간식에도 당이 첨가된 경우가 무척 많습니다. 거꾸로 식사법의 효과를 보기 위해서는 이런 음식까지도 최대한 제한해야 합니다. 정제당 대신 택하는 인공 감미료도 가급적 피해야 합니다. 인공 감미료는 정제당이나 단 음식에 대한 욕구를 더 당길 뿐만 아니라 장내 세균총까지 교란해 포도당과 인슐린 조절을 어렵게 만들기 때문입니다.

하지만 거꾸로 식사한다고 탄수화물 음식을 모두 끊을 수는 없는 노릇입니다. 기존에 먹던 탄수화물 식단을 10~30%까지 줄이면 심한 배고픔에 시달릴 수 있으며, 각종 금단 증상으로 힘들 수 있습니다. 이때 가장 안전하고 효과적인 방법이 탄수화물의 종류를 바꿔 보는 것입니다. 흰쌀밥을 현미로, 속이 하얀 빵을 통밀빵이나 호밀빵으로 바꿔 보세요. 칼로리 섭취를 상당히 줄이면서도 배고픔은 오히려 줄이는 효과를 가져올 수 있습니다.

현미밥과 쌀밥의 열량을 비교했을 때 210g(밥 한 공기 분량)을 기준으로 현미밥은 368kcal고 쌀밥은 313kcal입니다. 현미밥 한 공기의 칼로리가 더 높으므로 오히려 살이 잘 빠지지 않을 것이라고 생각할 수 있지만, 중요한 것은 앞서 설명했듯이 칼로리보다는 혈당 지수입니다. 물론 현미에도 당이 포함되어 있습니다. 대신 백미에 비해 현미는 당질 함량이 낮고 식이섬유는 조금 더 많습니다. 백미에는 보통 100g당 77~78g 정도의 혈당을 높이는 당질이 들어 있고, 현미에는 100g당 73g 내외의 당질이 포함되어 있습니다.

흰쌀밥 대신 현미밥을 먹었을 때 우리 몸의 변화

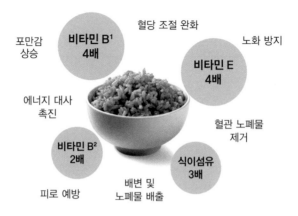

혈당 조절 완화

포만감
상승

비타민 B¹
4배

노화 방지

비타민 E
4배

에너지 대사
촉진

혈관 노폐물
제거

비타민 B²
2배

식이섬유
3배

피로 예방

배변 및
노폐물 배출

또 현미밥의 혈당 지수는 55로 쌀밥의 90보다 절반 가까이 낮습니다. 쌀밥의 혈당 지수는 90으로 거의 모든 식품을 통틀어 가장 높은 수준입니다. 흰쌀밥을 먹으면서 다이어트를 하기란 무척 어려운 일이 되기 쉽습니다. 흰쌀밥은 먹자마자 혈당을 빠르게 올리고, 또 빠르게 배고파지기 때문입니다. 반면 현미밥의 혈당 지수는 고구마나 바나나와 비슷합니다. 혈당 지수만 낮은 것이 아니라 쌀밥과 비교해 식이섬유가 다량으로 함유되어 포만감을 오래 유지해 줍니다. 장내 세균층이 균형을 이루도록 돕고, 소화하는 데도 훨씬 많은 에너지를 소비하기 때문에 무척 이상적인 다이어트 식품입니다. 다이어트 중에는 식사량이 줄면서 영양 결핍까지도 생기기 쉬우므로 흰쌀밥을 현미밥으로 바꾸는 일은 신의 한 수가 될 수 있습니다.

흰쌀밥에서 현미밥으로의 전환은 하늘과 땅 차이의 변화를 가져올 수 있는 다이어트 실천이라고도 할 수 있습니다. 다만 주식을 현미밥으로 바꾸기 위해서는 다음 몇 가지 사항을 잘 고려해야 합니다.

1. 현미밥의 식감에 적응할 방법을 찾는다. 현미 오래 불리기, 꼭꼭 씹어 먹기, 백미 약간 섞어 먹기, 8시간 이상 물에 불리거나 살짝 삶은 뒤 백미보다 물을 20% 정도 더 넣어 취사하기, 130℃ 이상의 고열에서 취사하기, 한 번에 30~50회 이상 꼭꼭 씹기 등을 시도해 본다.

2. 한 공기의 현미밥 열량이 더 높으므로 현미밥을 먹는다고 무조건 밥양을 늘려서는 안 된다. 그대로 유지하거나 10% 이상 늘리지 않도록 주의한다.

3. 소화가 잘 안 된다면 대체 곡물을 찾는다. 종종 현미밥으로 바꾸고 소화 장애를 호소하는 경우가 있다. 유산균이나 프리바이오틱스를 함께 복용하는 것도 한 가지 방법이다.

4. 현미의 영양 성분인 피드산은 중금속 등 유해 물질을 배출하는 작용이 있지만, 칼슘과 인과 같은 미네랄의 흡수를 방해하기도 한다. 따라서 현미를 먹을 때는 칼슘과 미네랄이 풍부한 해초와 채소를 적극적으로 섭취해야 한다.

5. 현미를 24시간 정도 물에 담가두면 발아 현미를 만들 수 있다. 귀찮지만, 다양한 유효 영양 성분이 생성되므로 발아 현미를 만들어 밥을 지어 먹는 것도 좋은 방법이다.

다이어트로 잃기 쉬운 근육,
단백질로 지켜라

다이어트를 하다가 오히려 근육량이 줄어 고생하는 사람들을 자주 만납니다. 식사량을 지나치게 제한하면 우리 몸에는 근육에서 단백질을 분해해 에너지로 쓰는 케톤 작용이 일어납니다. 겉으로는 지방이 빠지는 것처럼 보이나 실은 근육이 줄어들어 체중 역시 줄어드는 것 같은 착시 효과가 나타나는 것입니다. 이렇게 다이어트로 근육이 줄어들면 오히려 더 나쁜 결과가 뒤따르기 쉽습니다. 식사량을 지나치게 줄이지 않고 동시에 단백질을 적정하게 섭취하기는 거꾸로 식사법에서도 중요한 포인트입니다. 그런데 올바른 단백질 섭취와 근육량 유지를 위해서는 조금 더 구체적이고 과학적인 방법이 필요합니다.

다이어트 중 부족한 식사로 인해 단백질 섭취가 줄고, 그로 인한 근육량 감소가 일어나기 쉽기 때문에 무엇보다 먼저 단백질부터 챙기는 습관이 필요합니다. 다이어트를 할 때는 근육의 재료가 되는 단백질 섭취를 오히려 늘려야 합니다. 여러 연구에서 단백질 섭취와 근육량 사이에 밀접한 연관이 있는 것이 확인됐습니다. 단백질 섭취량이 일일 권장량 미만인 사람에게서는 더 많은 근육량 감소, 근력 저하가 나타났고, 그 밖에도 단백질 부족과 관련된 각종 기능 이상(호르몬 분비 결핍)이 나타날 수 있습니다.

다이어트 기간 중 근육량 감소를 막기 위해서는 일일 권장량 이상의 단백질을 꾸준히 섭취하는 것이 바람직합니다. 또 섭취한 단백질이 우리 몸에서 제대로 작용하려면 탄수화물, 지방, 식이섬유와 같은 다른 영양소도 균형 있게 섭취해야 합니다. 다른 영양소의 도움 없이는 단백질도 몸에서 제 기능을 하거나 근육으로 만들어지기 어렵습니다. 단백질은 뼈를 구성하는 칼슘과 칼슘을 서로 연결하는 콜라겐의 주요 성분입니다. 또 단백질은 세포 조직과 근육을 형성하고 항체, 호르몬, 효소를 만들어서 면역 기능을 높이는 역할을 담당합니다.

동물단백질, 식물단백질을 골고루 섭취하는 것도 중요합니다. 세계적인 장수 마을의 장수 노인들의 식습관을 조사해 보면 규칙적으로 적당한 육식을 하는 것을 확인할 수 있습니다. 동물단백질은 우리 몸에 꼭 필요한 필수 아미노산 8종이 다 들어가 있습니다. 반면 식물단백질은 종류에 따라 한두 가지 아미노산이 빠지는 경우가 많습니다. 대신 콩이나 두부, 곡류, 버섯 같은 식물단백질에는 고기에는 없는 미네랄, 섬유소 등이 풍부하므로 역시 충분히 섭취해야 합니다.

또 동물단백질만 계속 먹으면 필요 이상 지방까지 섭취하기 쉬우므로 동물단백질과 식물단백질을 적정 비율로 섞어서 먹는 것이 좋습니다. 단백질 섭취 하루 일일 권장량은 자신의 몸무게에서 k만 빼면 됩니다. 자기 몸무게가 60kg이라면 60g을 먹으면 되는 것입니다. 여러 음식에 단백질이 포함되어 있으므로 꼭 하루 60g의 육식을 해야 하는 것은 아닙니다. 대략 절반 정도는 고기에서 나머지는 다른 음식들을 통해서 섭취하면 됩니다.

충분히 단백질을 섭취했다면, 적당히 걷고 깊은 잠을 자는 것이 필요합니다. 걷기에 대해서는 이어서 나오는 부스터 팁에서 자세히 알아보겠습니다. 숙면은 근육량을 지키고 늘려주는 세 번째 방법입니다. 수면 관리에 대해서는 4장에서 자세히 설명하겠습니다.

★★★★★ 단백질 섭취만큼 중요한 것이 근육을 계속 유지하거나 오히려 키우는 일입니다. 근육을 유지하기 위해서는 많이 걸어야 합니다. 걷기만큼 우리 몸 전체 근육을 골고루 편안하면서도 쉽게 늘릴 방법은 없습니다. 너무 많지도, 너무 적지도 않은 하루 약 7,000보 걷기가 거꾸로 식사할 때 가장 이상적인 운동량입니다.

하버드 공공보건대 T. H. 찬 교수팀이 진행한 연구에 따르면 70대 여성 16,741명을 대상으로 걸음 수와 건강 상태의 연관 관계를 조사한 결과, 4년간 최소 하루 4,400보 정도를 걸은 여성은 2,700보 걸은 여성보다 조기 사망할 확률이 40% 낮았고, 하루 5,000보 이상을 걸으면 조기 사망률이 유의미하게 떨어졌지만, 7,500보부터는 더 많이 걸어도 사망률에는 큰 영향을 주지 않았습니다. 즉 만 보의 절반, 하루 5,000보 정도만 걸어도 건강 증진 효과가 충분했다는 것입니다. 나는 오래전부터 하루 7,000보 걷기를 주장해 왔습니다. 꼭 다이어트를 하는 사람이 아니라도 하루 7,000보 걷기는 평생 이어가야 할 습관입니다. 그런데 하루 7,000보를 걷기 위해서는 대략 1시간 정도가 필요합니다. 조금 숨차게 한 시간을 걸으면 7,000보를 걸을 수 있습니다.

바르게 걷는 방법도 알아볼까요? 일상적인 걸음보다는 약간 빠르게 리듬을 타며 걷는 것이 좋습니다. 또 걸을 때, 혹은 걷고 난 후에 발 부위에 통증을 느낀다면 잘못 걷고 있는 것일 수 있습니다. 마사이워킹으로 유명한 마사이족은 하루 40km를 걷고도 관절과 근육에 무리를 느끼지 않는다고 합니다. 평소 꾸준히 걷기 때문에 단련이 되어서 그럴 수도 있지만, 뼈 건강을 유지하는 점프를 자주 연습하고, 바른 걸음걸이 방법을 가진 덕분입니다.

마사이족의 보행법은 이상적인 걷기 방법으로 알려져 있는데요. 우선 허리를 곧게 펴고 팔을 자연스럽게 흔들어야 합니다. 구부정한 자세로 걸으면 목뼈에 무리를 주어서 디스크의 원인이 될 수 있습니다. 걸을 때는 정수리가 뒤로 당겨지는 듯한 느낌을 받으면서 목과 가슴, 배와 허리 모두 곧게 세운 채 걸어야 합니다. 양어깨의 높이가 같아야 하며, 허리의 중심이 상하로 움직여서는 안 됩니다. 팔은 리듬을 타듯 자연스럽게 흔들고 엄지손가락을 앞쪽으로 나오게 하는 것이 좋습니다. 보폭을 넓혀서 걷는 것도 중요하고, 발바닥이 공중에 떠 있는 채공 시간을 평소보다 조금 길게 하는 것이 좋습니다. 또 무게 중심이 양쪽 엉덩이에 번갈아 옮겨질 수 있도록 리듬을 타는 것도 중요합니다. 또 발뒤꿈치가 먼저 닿는 착지 방법도 연습해 보기 바랍니다. 또 걸을 때는 남의 시선을 의식하지 말고 밝고 경쾌한 느낌이 느껴지도록 씩씩하게 걸어 보세요. 정면을 응시하면서 활기차게 걸으면 운동 효과를 더 볼 수 있습니다.

그렇다면 어떻게 하면 지금보다 좀 더 많이 그리고 건강하게 걸을 수 있을까요? 걷기를 늘리려면 지금과는 다른 일상의 변화가 필요합니다. 걷기를 늘리는 일상의 변화로는 이런 방법들이 있습니다.

- 차를 BMW(버스Bus, 지하철Metro, 걷기Walk)로 바꾼다.
- 10%의 여유를 갖는다. 10분 일찍 약속 장소로 출발하는 습관을 기른다. 여유롭고 부지런해야 BMW를 이용할 수 있다.
- 업무 시간 중에도 틈틈이 걷는 시간을 둔다.
- 업무 시간 중에도 일어나서 자주 서성거리는 버릇을 들인다.
- 생활 공간이나 사무 공간을 이동 통로를 만든다. 가장 훌륭한 이동 통로는 계단이다. 5층 이하라면 무조건 도보로 이동하고, 6층 이상의 계단도 절반은 엘리베이터를 이용하고 절반은 걷는다.
- 집 안에서도 자주 서성거리는 버릇을 들인다. 각종 리모컨을 치우고 가구를 다시 배치해서 움직일 수 있도록 동선을 확보한다.
- 러닝머신이나 실내 자전거가 있다면 적극적으로 이용한다.
- 걷기에 좋은 신발을 산다.

chapter 4

운동·휴식·스트레스 관리로 효과를 높여라!

거꾸로 식사법 부스터 9

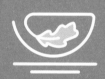

성공적인 다이어트를 위해서 운동, 휴식, 스트레스

세 가지의 도움을 받아야 합니다.

이 세 가지에 대해 우리가 잘못 생각하고 있는 부분이 많습니다.

예를 들어 다이어트를 위해서 운동을 많이 하는 게 좋을까요?

많이 쉬면 더 살찔까요? 스트레스는 무조건 우리 몸을 망칠까요?

이런 질문에 바른 답을 찾아 거꾸로 식사를 더 즐겁게

더 효과적으로 실천해 보기 바랍니다.

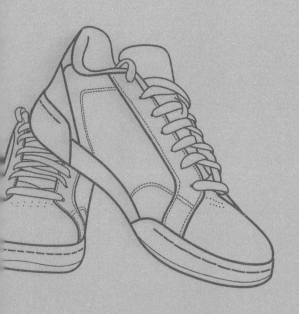

거꾸로 식사법 부스터 … 1
오히려 운동을 줄여라

무리한 운동은 오히려 다이어트에 방해가 됩니다. 미국의 한 연구에 따르면 운동을 늘리는 일은 체중 조절에 거의 효과가 없거나 도리어 체중을 늘리는 것으로 나타났습니다. 그 이유가 운동으로 소모하는 칼로리가 워낙 적을 뿐 아니라, 운동은 코르티솔과 같은 스트레스 자극 호르몬 분비를 촉진해 음식에 대한 갈망을 키우기 때문으로 추측되는데요. 무리한 운동의 또 다른 위험성은 다양한 질병을 유발하고, 그로 인해 다이어트는커녕 오히려 체중이 증가하는 중대 원인이 된다는 것입니다.

많은 분이 다이어트를 위해 러닝머신 위에서 뛰는 운동을 합니다. 그런데 무리한 걷기나 달리기는 발에 통증과 염증을 일으키는 족저근막염의 원인이 될 수 있습니다. 족저근막염은 무릎 관절이나 허리에까지 합병증을 일으킬 수 있고, 한번 발병하면 지속해서 재발하는 특성이 있기 때문에 장기적으로 체중 조절을 어렵게 만드는 중요한 원인이 되기도 합니다.

또 고강도 운동이 횡문근 융해증을 일으키기도 합니다. 횡문근 융해증은 짧은 시간 동안 강도 높은 운동을 했을 때, 근육에 공급되어야 할 에너지가 부족해지면서 근육이 괴사되고 마이오글로빈, 단백질, 크레아틴키나아제, 이온 등의 독성 물질이 혈액으로 흘러들어 신장 기능을 망가뜨리는 질환입니다. 평소 잘 쓰지 않는 근육을 무리하게 사용했을 경우 생길 수 있으며, 극심한 근육통과 함께 소변 색이 커피색처럼 짙게 변하는 증상이 나타날 수 있습니다. 이렇게 신장 기능이 망가지면 회복이 힘든 경우도 많습니다. 그밖에도 심한 운동으로 허리 디스크가 손상되거나 각종 골절, 낙상, 차량 사고를 겪는 경우도 다반사입니다.

다이어트 중에는 왜 운동을 줄여야 하나요?

성공적인 다이어트를 위해서 평소보다 운동을 줄이는 것이 오히려 효과를 보는 경우가 많습니다. 아니 지금까지 잘못된 다이어트를 해 왔던 대부분의 사람에게 들어맞는 사실입니다.

체중 감량을 위해 피트니스 센터를 찾아 무거운 운동 기구를 드는 웨이트 트레이닝을 하는 사람이 많은데요. 1~2시간 동안 격렬한 웨이트 트레이닝을 해서 줄일 수 있는 칼로리는 그리 많지가 않습니다. 사

웨이트 트레이닝 지속 시간에 따른 소비 열량(70kg인 사람 기준)

운동 시간	5분	10분	15분	30분	1시간	2시간	3시간	4시간
소비 열량 kcal	49	98	147	294	588	1,176	1,764	2,352

람마다 차이가 있지만, 시간에 따른 대략적인 칼로리 소모량은 위 표
와 같습니다.

　실제로 웨이트 트레이닝을 해 본 사람이라면 2시간 정도 근력 운동
을 하는 것이 얼마나 힘든지 잘 알 것입니다. 그런데 그렇게 해서 줄일
수 있는 칼로리는 고작 1,000kcal를 넘기 어렵습니다. 그런데 햄버거
세트 메뉴 하나를 먹으면 쉽게 1,000kcal를 넘기고 맙니다.

　격렬한 운동을 조심해야 하는 가장 큰 이유는 바로 극심한 운동을
후에는 거의 필연적으로 극심한 식욕이 뒤따르기 때문입니다. 매일 고
강도의 운동을 하고도 식욕만 잘 다스릴 수 있다면 아무 문제가 없겠
지만, 이 필연만큼은 그 누구도 자유로울 수 없는 인과 법칙입니다. 특
히 평소 운동을 잘 하지 않던 사람이 갑자기 심한 운동을 하면 우리
몸은 갑자기 심한 스트레스를 느끼면서 체내에 다량의 코르티솔과 아
드레날린 호르몬을 분비하는데, 그로 인해 평소보다 훨씬 심한 식욕
에 시달리게 됩니다. 심한 운동 후에는 초콜릿, 사탕, 정제 탄수화물
음식 등 고칼로리 음식에 대한 갈망을 급증하는 것도 이 때문입니다.

　내가 다이어트를 지도한 J 씨는 힘들게 체중 감량을 했다가, 다시 살

이 찌기 시작하면 또 다이어트에 돌입하면서 한동안 잘 나가지 않던 피트니스 센터에 나가 운동하기를 반복했습니다. 그리고 일단 피트니스 센터에 나가기 시작하면, 본전을 뽑겠다는 생각에 하루 2시간, 많을 때는 3시간 가까이 격렬하게 운동했습니다. 작심삼일에 그치는 다른 사람들에 비하면 꼬박꼬박 나가서 자신이 생각한 운동 시간을 채우는 비교적 성실한 다이어터였습니다.

하지만 J 씨 역시 이런 격렬한 운동이 오히려 문제가 되었습니다. 고비 때마다 찾아오는 심하다 못해 엄청난 식욕 폭풍이 가장 큰 문제였습니다. 참다 참다 엄청난 식욕을 참지 못하고 그만 폭식과 과식을 하면서 도리어 운동으로 뺀 살보다 더 많은 살이 찌는 일이 반복되고 있었습니다. 내원했을 때에는 완전히 실망하고 정신적으로도 소진된 상태였습니다.

나는 J 씨에게 운동 시간을 최대 한 시간으로 제한하고, 대신 거꾸로 식사법에서 제시하는 다양한 식욕을 다스리는 방법과 전략들을 실천할 것을 제안했습니다. 처음에는 그렇게까지 운동을 줄여서 어떻게 살이 빠지겠냐며 의심의 눈초리로 반문했습니다. 하지만 운동을 줄인 것이 신의 한 수였습니다. 운동을 반 이상 줄이자 자연스럽게 심했던 식욕 역시 어느 정도 줄어서 오히려 식욕 다스리기가 쉬워졌습니다. J 씨는 지금까지 했던 다이어트 가운데 가장 성공적이고 건강한 다이어트를 달성할 수 있었습니다.

물론 다이어트를 할 때 운동은 필수입니다. 하지만, 운동은 식욕을 자극하지 않는 선에서 적당하게 해야 합니다. 운동량이 살을 빼고, 다

양한 다이어트 에너지까지도 제공하는, 순기능을 줄 수 있는 선에서
잘 조절되어야 합니다. 다이어트할 때 운동은 내 몸에 다양한 균형을
제공하는, 특히 호르몬 균형, 면역 균형, 장내 환경 균형을 위한 도구
로 활용해야 합니다.

다이어트 중에는 얼마나 운동을 해야 하나요?

나를 비롯한 많은 전문가가 체중을 감량할 때
에는 오히려 운동 시간을 하루 30분~1시간으로 조절할 것을 제안합
니다. 체중을 감량한다고 해서 평소에 하던 일을 모두 멈추거나 미룰
수도 없는 노릇입니다. 어차피 우리는 다이어트 중에도 출퇴근이나
각종 업무에 많은 에너지를 쓸 수밖에 없습니다. 그런데 운동에 에너
지를 모두 소진해 버리면, 우리는 정작 통제력을 발휘해야 하는 많은
일들에서 오히려 통제력을 잃고 마는 결과를 초래할 수 있습니다.

세계보건기구WHO가 발표한 '건강을 위한 세계 운동 권장 지침'에
따르면 18~64세의 경우 일주일에 최소 150분 동안 중등도 유산소
운동을 하거나 75분 이상 격렬한 유산소 운동을, 혹은 둘을 섞어 할
것을 권고합니다. 이는 평생 운동 강도와 양의 기준으로 참고할 만합
니다.

그런데 다이어트에 도전하고 있다면 오히려 이런 평균적인 운동량보
다 조금 낮게 자신의 운동 시간과 양을 설정하는 것이 바람직합니다.
나는 다이어터들에게 분당 90~120보 정도의 속도로 30분 정도, 대략

2,700~3,600보만 걷기 운동을 하더라도 결코 부족하지 않다고 조언합니다. 대신 실내에서 매일 코어 근육을 키우는 스쿼트, 런지 등과 같은 근력 운동을 20~30분 정도 보충해 주면 금상첨화라고 말합니다.

절대 잊지 말아야 할 것은 한 자세로 오래 있지 않는다는 원칙을 지킨다는 것입니다. 혈액과 체액 순환이 잘 돼야 다이어트도 잘 됩니다. 그러기 위해서는 몸을 한 자세로 고정한 채 오래 있는 일은 가장 피해야 할입니다. 틈틈이 적어도 한 시간에 한 번 이상 신체 각 부위를 최대한 움직이는 스트레칭을 해 준다면 다이어트할 때 가장 이상적인 운동 삼박자가 갖추어지는 셈입니다.

중강도로 30분 걷기, 20~30분 매일 근력 운동, 한 시간이 지나기 전에 반드시 전신 스트레칭 5분, 이 세 가지만으로도 다이어트 운동은 충분합니다.

나에게 맞는 운동 강도, 운동 시간, 운동량을 알 수 있을까요?

많은 사람이 자신이 지금 운동을 제대로 하고 있는지, 적당한 강도나 양, 시간으로 하고 있는지 궁금해합니다. 내게 맞는 운동 강도와 시간, 양을 찾아봅시다. 우선 심박수부터 측정해 보세요. 심박수는 손목이나 경동맥을 통해 잴 수 있는데, 220에서 나이를 뺀 숫자를 최대 심박수로 정하면 됩니다. 예를 들어 40살이라면 분당 180회가 최대 심박수입니다. 적정 운동 강도는 심박수가 최대 심박수의 40~70% 정도에 해당하는 운동 강도입니다.

이 방법 말고도 자신에게 적당한 운동 강도를 찾을 수 있습니다. 얼마나 자신이 피로를 느끼는지 살펴보면 됩니다. 운동한 당일에는 피로를 잘 느끼지 못하기 때문에 꼭 운동을 한 다음 날의 피로도를 면밀하게 살펴봐야 합니다. 피로가 상당히 주관적인 사안이기 때문에 이를 좀 더 세밀하게 분석해 볼 필요가 있습니다. 한 주 정도 지속적으로 운동을 하면서 한 주간의 피로도를 다음 설문지를 통해 파악해 보세요.

Checklist '나의 피로 정도는?'

지난 1주일 동안의 상태를 가장 잘 반영하는
점수에 V 표시를 해 주세요.

전혀 그렇지않다 ◀─────────▶ 매우 그렇다

항목	1	2	3	4	5	6	7
피로하면 의욕이 떨어진다.	1	2	3	4	5	6	7
운동을 하면 피곤해진다.	1	2	3	4	5	6	7
쉽게 피곤해진다.	1	2	3	4	5	6	7
피로 때문에 신체 기능이 지장을 받는다.	1	2	3	4	5	6	7
피로로 인해 종종 문제가 생긴다.	1	2	3	4	5	6	7
피로 때문에 지속적인 신체 활동이 어렵다.	1	2	3	4	5	6	7
피로 때문에 직장 생활과 가정생활에 지장을 받는다.	1	2	3	4	5	6	7
피로 때문에 업무나 책임을 다하는 데 지장이 있다.	1	2	3	4	5	6	7
나를 가장 무력하게 만드는 증상 세 가지를 꼽는다면 그중에 피로가 들어간다.	1	2	3	4	5	6	7

● 총점 41점 이상, 피로도가 높은 상태 ● 총점 27~40점, 중등도로 피로한 상태

또 다른 방법은 소변 색을 살펴보는 것입니다. 소변 색깔이 지나치게 탁하거나 또는 색깔이 붉게 나타날 경우 지금 하는 운동을 중지하거나 운동량을 반드시 줄여야 합니다. 근육 파열의 신호일 수 있기 때문입니다. 앞서 말한 지나친 운동 때문에 생기는 횡문근 융해증의 대표 증상입니다. 이는 심할 경우 급성 신부전증 등으로 이어질 수 있는 위험한 전조 증상이므로 각별한 주의가 필요합니다.

네 번째는 수면 시간이 갑자기 늘어나거나 심할 정도로 오래 수면을 취하는 일이 생기는 것입니다. 이때도 운동 강도를 조절하거나 운동을 당분간 중단할 필요가 있습니다. 그리고 이런 증상이 나타났다면, 혹시 자신의 운동법에 문제는 없는지부터 자문해 보아야 합니다.

물론 이 역시 전문가의 도움을 받는 것이 가장 안전하고 확실하지만, 최근 바른 운동법을 알려 주는 영상들을 쉽게 유튜브를 통해 찾아볼 수 있기 때문에, 믿을 만한 채널을 통해 바른 운동법을 완전히 숙지한 후 다시 운동을 해 보고, 이런 증상이 나타나는지 살펴보아야 합니다.

때로는 본 운동 전에 충분히 준비운동을 하지 않은 것이 피로의 원인이 될 수도 있습니다. 운동을 시작하기 전에는 전신 스트레칭을 통해 충분히 몸을 풀어 주어야 합니다. 그 밖에도 운동을 하다가 근육통이나 불면증에 시달리거나 밥맛이 갑자기 떨어지는 경우, 성욕이 떨어지거나 심박수가 비정상적으로 느껴진다면 즉시 운동을 중단하고 충분한 회복 시간을 가져야만 합니다.

거꾸로 식사법 부스터 … 2
허기를 운동의 쾌감으로 채워라

다이어트를 할 때 운동은 무조건 즐거워야 합니다. 감내할 만한 불편이나 통증은 괜찮지만, 지금 하는 운동이 심한 통증이나 불쾌감을 유발한다면 오히려 다이어트의 방해 요소가 될 수 있습니다.

스포츠 심리학에서 자주 활용되는 '카타스트로피 이론catastrophe theoty'은 운동 강도가 높아지다가 갑자기 운동 능력을 상실하는 상황을 설명하는 이론입니다. 여기서 카타스트로피는 급격한 파국을 의미합니다. 처음 운동 강도를 조금씩 늘릴 때는 운동 수행 능력이 점점 상승해 최적 수준에까지 이르지만, 일정 수준 이상으로 운동 강도를 늘려 나가면, 한순간 갑자기 운동 수행 능력이 급격히 떨어져, 대단히 무기력한 상황에까지 이르는 경우를 말합니다. 다이어트를 자주 했던,

특히 자주 실패했던 분이라면 분명 한 번쯤 이런 상황을 경험해 본 적이 있을 것입니다.

파국으로 떨어지기 전, 최대치의 운동 강도와 양을 알 수만 있다면 다이어트는 참으로 쉬운 일이 될 것입니다. 반드시 명심하세요. 우리 안의 심리 에너지는 결코 무한하지 않습니다. 한 사람이 쓸 수 있는 심리적 에너지의 총량은 한정되어 있습니다. 사람에 따라 심리 에너지의 크기는 다르지만, 화수분처럼 내 맘대로 끊임없이 샘솟는 것은 아닙니다.

신체 에너지에도 분명한 한계가 있습니다. 신체 에너지와 심리 에너지, 이 둘이 항상 같이 움직이지는 않지만, 신체 에너지가 떨어지면, 심리 에너지도 떨어지고, 심리 에너지가 떨어지면 역시 신체 에너지도 떨어지는 경우가 많습니다. 특히 우리의 식욕은 심리 에너지를 채우고 만들어내는 중요한 원천입니다. 균형 잡힌 식사가 신체 에너지를 채운다면, 식욕의 충족은 심리 에너지를 충전합니다. 식욕이 충분히 채워지면, 우리는 다음에 이어지는 일을 좀 더 의욕적으로 해낼 수 있습니다. 식사를 통해 신체적, 정신적 에너지를 모두 채울 수 있는 것입니다.

그런데 다이어트를 시작할 때 우리는 이 중요한 에너지의 원천을 일정 부분 차단할 수밖에 없습니다. 즐거움의 양이 줄어들 수밖에 없는 노릇입니다. 이때 중요한 것이 줄어든 즐거움을 다양한 방식으로 발굴하고, 되찾고, 보충해야 한다는 점입니다.

식욕을 통한 즐거움이 줄어들 때, 오히려 운동을 통한 즐거움은 상승할 때가 많습니다. 너무 배가 부른 상태라면 오히려 운동마저 불쾌해질 수 있지요. 조금 배가 고플 때 힘껏 달리기해 보세요. 즉각적으로 큰 기쁨을 경험할 수 있습니다.

문제는 식욕의 기쁨이 줄어들었는데, 운동에서마저 불쾌감이나 고통을 느끼는 경우입니다. 다이어트를 할 때 운동마저 고통과 부정적 감정을 만들어내는 일이 된다면, 상황은 파국으로 이어질 수밖에 없으니까요. 그러니 반드시 명심할 것은 운동이 나를 기분 나쁘게 만들어서는 안 된다는 점입니다. 즐겁게, 그리고 적당하게, 오히려 다이어트 에너지를 채우는 운동을 하기 위해서는 어떻게 해야 할까요?

즐겁게 운동하는 기본 원칙 10가지

1. 나에게 맞는 운동을 찾는다. 나에게 맞는 운동이어야 즐거움을 더 많이 누릴 수 있다.

2. 내가 좋아하는, 평소 해 보고 싶었던 운동을 한다. 다양한 운동을 접해 보고, 그중 가장 즐겁게 할 수 있는 운동을 고른다.

3. 처음에는 운동 강도를 그리 높지 않은 상태에서 시작한다.

4. 제대로 된 운동법을 배울 수 있다면 좀 더 재미있게 즐길 수 있다. 해당 운동의 전문가에게 코칭을 받는다면 이상적이지만, 유튜브나 인터넷, 입문서 등을 통해서도 정확한 운동법을 숙지할 수 있다.

5. 사람들과 함께 운동하는 것이 편하고 좋다면 함께 운동하고, 혼자서 운동하는 것이 좋다면 무리해서 집단 운동에 참여하지 않는다.

6. 지금 이 순간의 즐거움을 최대한 음미한다. 운동 일지를 쓴다면 좀

더 즐거움을 배가할 수 있다.

7. 내 몸을 점검하며, 운동의 결과에 감사하고 건강한 몸 상태를 최대한 만끽한다.

8. 건강해진 내 몸을 가까운 사람들에게 자랑한다.

9. 운동하는 모습을 동영상이나 사진으로 남기고 감상하면서 운동 동기를 자극한다.

10. 운동 후에는 내 몸과의 대화 시간을 갖는다.

운동하기 싫을 땐 다른 신체 활동을!

우리는 흔히 다이어트를 제대로 하기 위해서 무거운 운동 기구를 드는 근력 운동을 최대한 많이 해야 한다고 생각합니다. 하지만 이는 큰 오해입니다. 근력 운동보다는 유산소 운동이 훨씬 더 빠르게 열량을 연소하거든요. 유산소 운동을 중간 강도부터 고강도까지 한 주에 몇 차례 시도하는 것이 다이어트 효과가 가장 뛰어납니다.

운동하기 싫을 때는 다른 신체 활동을 해 보세요. 신슈 의과 대학원의 히로시 노즈 박사와 그 동료들이 고안한 인터벌 걷기는 다이어트에 매우 효과적인 방법입니다. 1~10단계까지의 운동 강도 가운데 6이나 7단계 정도의 강도로 3분간 빠르게 걷고 나서, 3분간 천천히 걷는 것을 번갈아 하면 매우 뛰어난 다이어트 효과가 있었습니다.

히로시 박사 연구팀은 44~78세의 걷기 참가자들에게 일주일에 세 번, 30분간 걷는 동안 5번의 인터벌 운동을 하도록 지도했습니다. 반면 다른 그룹은 4단계 정도의 약한 강도로 일정하게 걷기 운동을 하게 했습니다. 5개월 이후 인터벌 걷기를 했던 참가자들은 심폐 건강과 다리 근력, 혈압 등 모든 건강 지표가 눈에 띄게 개선되었습니다.

매일 30분간 걸으며, 걷는 가운데 3분은 운동 강도 6~7단계로 걷고, 3분은 천천히 걷기를 5번 이상 반복해서 실천해 보세요. 무작정 달리거나 무작정 무거운 운동 기구를 들면서 평정심을 잃고, 에너지를 소진하며, 식욕을 자극하는 운동보다 강도는 낮으면서 효과는 훨씬 큽니다.

걷기 활동을 늘릴 방법도 많습니다. 예를 들어 회사에 출근할 때, 한 정거장은 미리 내려서 걸어서 출근해 보세요. 동료에게 카톡이나 메일로 업무를 전하는 대신, 직접 찾아가서 이야기를 전해 보세요. 퇴근할 때도 한 정거장 미리 내려서 걸어서 집으로 가 보세요. 걸으면서 하루나 이틀치 먹을 채소나 과일을 산다면 더 좋습니다. 회사에서는 최소 3번 이상 엘리베이터 대신 계단을 이용해 이동해 보세요. 집에서도 자주 서성이며 몸을 움직여 주세요. 주차할 때는 차를 입구에서 조금 떨어진 곳에 주차해 보세요. 점심을 먹고 나서 10분 만이라도 산책을 해 보세요. 동료와 함께라면 더 즐거울 것입니다. 일을 보고 본인 자리로 갈 때 가급적 돌아가는 길을 택해 보세요.

물론 걷기만 하면 지루할 수도 있습니다. 그때는 수영, 사이클링, 복싱, 테니스 등과 같은 종목 운동을 하면 좀 더 즐겁게 유산소 운동을 즐길 수 있습니다. 다만 이런 운동들은 식욕을 크게 자극하고, 신체 피로도를 크게 높이므로 횟수에 제한을 둘 필요가 있습니다.

간단하면서도 빠르고 효과적으로 근력을 키울 수 있고 다이어트에도 효과적인 '천천히 숨 깊이 트레이닝'도 추천합니다. 다이어트를 하는 많은 사람이 시간이 없어, 운동할 장소가 없어서 운동하기 어렵다고 하는데, 짧은 시간에 근육 강화 효과를 얻을 수 있는 운동법입니다. 일본의 이시이 나오카타 박사가 고안한 슬로우 트레이닝을 한국 실정에 맞게 적용한 방법입니다. 천천히 숨 깊이 트레이닝을 하면 근육은 쉬지 않고 움직이며 저혈류 상태에 이릅니다. 이 저혈류 상태는 근세포가 늘어나기 위한 이상적인 환경입니다. 그러면 이어지는 휴식 시간에 우리 몸은 더 강한 근육을 만들기 위해 애씁니다. 또한 적은 부하로 운동하기 때문에 관절에 무리가 거의 가지 않습니다.

천천히 숨 깊이 트레이닝

1. 우선 무릎 굽혀 앉았다 일어서기를 5~10회 반복한다.
2. 천천히 숨을 깊이 들이마시고 내쉬며 1~4단계 운동을 반복한다.
   1~4단계까지 약 5분 걸리므로 3세트를 반복하면 총 15분 정도 걸린다.
   1단계 '제자리에서 천천히 걷기': 1초에 한 걸음씩 걸으며 왼쪽 다리와 오른쪽 팔을 크게 움직인다. 다리를 90도로 올려서 허벅지가 바닥과 수평이 되도록 만든다. 동작을 천천히 하면서 동시에 호흡도 자연스레 천천히 한다. 바닥에 발이 닿을 때 반동을 이용하여 바닥을 차지 않도록 하고 한쪽 발이 바닥에 확실히 닿은 후에 다른 쪽 다리를 들어 올린다. 천천히 50회 정도 하며 한 번에 약 1분간 실시한다.

2단계 '제자리에서 빨리 걷기': 운동의 최고 비법은 연령과 성별, 건강 상태에 따른 근력 운동과 유산소 운동의 적절한 비율이다. 모든 운동은 근력 운동과 유산소 운동을 함께할 때 효과가 높아진다. 천천히 제자리 걷기로 근력 운동을 마무리한 뒤 1~2분 동안 빨리 걷기로 유산소 운동을 한다.

3단계 '누워서 다리 들어 올리기': 중심 근육 즉 코어 근육인 윗배(복직근), 아랫배(대요근), 허벅지 앞쪽(대퇴 사두근)을 강화하기 위한 운동이다. 등을 대고 누워서 다리를 살짝 들어 1초 정도 멈춘다. 그다음 양 무릎을 굽혀 가슴 쪽으로 당기듯 들어 올린다. 이때 엉덩이를 살짝 든다. 천천히 5초 동안 동작을 이어 하다가 잠시 1초간 멈춘 뒤 다시 처음 상태로 천천히 내려간다. 다리를 올릴 때 숨을 내쉬고 다리를 내리면서 숨을 들이마신다. 5~10회 정도 실시하고 익숙해지면 점차 횟수를 늘린다.

4단계 '누워서 자전거 타기': 누워서 자전거 페달을 돌리듯이 다리를 빠르게 움직인다. 약 1~2분 정도 숨이 찰 정도로 가볍게 유산소 운동을 한다.

다시 1단계로 돌아가서 총 3세트를 반복한다.

거꾸로 식사법 부스터 … 4
잘 쉬어야 잘 빠진다

대부분의 사람이 다이어트에서 실패하는 가장 큰 이유 중 하나가 제대로 쉬는 법을 몰라서입니다. 다이어트할 때 우리는 음식 섭취는 줄어드는데, 신체 활동이나 운동, 일은 전과 같이 그대로 하거나 다이어트를 염두에 두고 오히려 더 늘리거든요. 그러면 어떻게 될까요? 뇌의 배고픔 중추, 호르몬 분비 체계 등이 모두 교란됩니다. 우리 몸은 더욱 살을 빼기 힘든 상태가 되고 말지요.

그렇다고 열량 계산을 정확하게 해서 부족해진 열량만큼 에너지를 아끼기 위해서 쉬어야 한다는 의미는 아닙니다. 우리 뇌에는 체중을 일정 부분 자동으로 조절하는 '자동 체중 조절 장치'가 있습니다. 오하이오 주립대학의 로저 콘Roger Cone 박사 연구팀은 뇌에서 사람의 체중을 기억하고 조절하는 메커니즘을 발견해 「뉴런Neuron」지에 게재한 바 있습니다. 우리 뇌의 시상 하부에는 온도를 조절하는 온도 조절계 thermostat처럼 지방을 조절하는 지방 조절계adipostat가 있습니다. 우리 몸의 체중이 감소하면 뇌에서는 우리가 굶주리고 있거나 질병에 걸린 것으로 판단하여 대사 작용을 느리게 하거나 근육의 효율을 높이는 등 체중을 잃지 않도록 여러 가지 조치를 취하는 것으로 나타났습니다. 다이어트를 하는 동안 체중 감량의 효율을 높이기 위해 이 조절계의 기능을 일시적으로 낮추는 약물이 개발돼서 시판되고 있기도 합니다.

음식을 섭취하면 각 기관에서 분비되는 호르몬들이 뇌의 포만 중추를 자극해 식욕을 억제합니다. 하지만 우리가 체중 감량을 위해 무작정 굶으면 식욕을 느끼게 하는 호르몬 분비가 늘어납니다. 이 때문에 더 자주 배고픔을 느끼게 되고, 그 결과 우리는 체질 자체가 살이 찌기 쉽게 변하기도 합니다. 무조건 굶거나 심하게 운동하는 방법을 썼을 때 이렇게 살이 찌기 쉬운 체질로 바뀔 수 있습니다.

한 번 살이 찌기 쉬운 체질로 바뀌고 나면 그 뒤부터는 살을 빼는 일이 전보다 훨씬 힘들고 고통스러워질 수도 있습니다. 2006년 시카고 대학교에서는 수면과 호르몬에 관한 흥미로운 실험을 진행한 바 있습니다. 연구팀은 20대 남자 12명을 대상으로 이틀 밤 연속 단 4시간씩만 잠을 자게 했습니다. 그 결과, 식욕을 억제하는 렙틴의 분비는 평균 18%가 줄어든 반면, 식욕을 느끼게 하는 그렐린의 분비는 28%나 증가했습니다.

다이어트를 할 때 음식 섭취나 운동을 어떻게 하느냐도 중요하지만,

충분히 피로를 풀어 주는 휴식이 동반되지 않는다면 오히려 살찌기 쉬운 체질이 되면서 더 살이 찔 뿐입니다. 다이어트에서 가장 중요한 것이 먹는 것, 즉 배고픔을 잘 다스려 식사량을 조절하는 것이고, 그다음이 충분히 자고 휴식하는 것, 그리고 마지막이 운동이라는 사실을 잊어서는 안 됩니다. 거꾸로 식사법을 실천할 때에는 식욕의 증가나 폭증을 대비해 오히려 좀 더 휴식하고, 심리적 안정을 취해서 배고픔에 대비하는 지혜가 필요합니다.

일주일에 하루, 매일 저녁 한 시간 비우기

이미 한두 차례 다이어트에 실패해 본 적이 있는 사람이라면 어느 정도 휴식이나 수면의 중요성을 깨닫고 있을 겁니다. 사실 휴식이나 수면의 중요성을 몰라서 제대로 쉬지 않거나 잠을 자지 않는 사람은 드문데요. 이 역시 다양한 넛지를 이용해 스스로 그런 행동을 할 수 있도록 이끄는 선제 전략이 필요합니다.

내가 가장 추천하는 방법은 실제로 많은 사람이 효과를 입증한 일정 조정입니다. 내가 마음속으로, 혹은 주변에 얘기하고 다이어트(우리 책에서는 거꾸로 식사법)를 시작했다고 해서, 세상이 바뀌지는 않습니다. 또 주변 상황이 갑자기 바뀌지도 않고요. 늘 해오던 일과와 업무를 갑자기 고무줄처럼 늘렸다 줄였다 할 수도 없는 노릇입니다.

우리에게는 바꿀 수 있는 일과 바꿀 수 없는 일이 존재할 것입니다.

다이어트 때문에 바꿀 수 없는 일까지 바꿀 수는 없는 노릇이니 결국 바꿀 수 있는 부분에서 변화를 줄 수밖에 없습니다. 이 부분은 나만이 알고, 조절할 수 있습니다. 예를 들어 볼까요? 가령 민주 씨는 평소 친구를 만나 맛있는 것을 먹으며 수다 떨기를 좋아합니다. 다이어트를 하기로 했다면 민주 씨는 어떻게 해야 할까요? 답은 자명합니다. 친구 만나는 횟수를 줄이지 않고는 다이어트에 성공할 수 없습니다.

답을 뻔히 알지만, 실천하기 어려운 것이 문제입니다. 가장 좋은 방법으로 오롯이 다이어트에만 집중하는 하루를 만들어 보세요. 다이어트에만 집중하는 날이라고 해서 그날은 음식 섭취량을 더 줄이고, 운동을 더 많이 한다는 뜻은 아닙니다. 일주일 가운데 하루를 빼 오롯이 자기 자신에게만 집중하는 시간을 가져 보는 것입니다. 그리고 그 하루의 가장 중요한 일과는 바로 푹 쉬는 것입니다. 2~3시간 아무것도 하지 않고 (TV나 스마트폰도 보지 않으면서) 몸과 마음의 독소들을 제거하는 유익한 활동으로 채워 보세요.

그날은 장을 볼 수도 있을 것이고, 세끼 모두 직접 요리를 해서 식사해도 좋을 것입니다. 물론 그렇다고 늦게까지 잠을 자고, 흐트러진 생활을 해도 좋다는 뜻은 아닙니다. 낮에 잠깐 친구를 만나 디저트 없이 커피 한 잔 정도를 마시며 담소를 나누는 것은 나쁘지 않을 것입니다. 그날의 계획은 모두 여러분의 지혜와 희망을 담아서 만들어져야 할 것입니다.

토요일, 혹은 일요일이어도 좋지만, 쉬는 날이 월요일이라면 월요일이 되어도 상관없습니다. 다만 그 하루를 빼서 가장 신경 써서 실천해야 할 일이, 충분히 쉬고, 충분히 잠을 자는 일입니다. 일주일에서 하루를 정해 그날의 계획을 아래에 세워 보세요.

하루 1시간 만이라도 제대로 쉬는 시간을 가져 보는 방법도 추천합니다. 다이어트를 하면 우리는 필연적으로 기운 없음과 배고픔, 짜증과 화와 같은 증상을 경험합니다. 이런 증상을 완화하는 가장 효과적인 해결책이 저녁 1시간의 휴식입니다.

우리는 다이어트 중 배고픔을 느끼면 당황하게 됩니다. 그리고 대부분은 이런 갑작스러운 변화나 문제를 해결하려고 더 바쁘게, 더 정신없이 지내려고 합니다. 그 문제 자체를 아예 잊으려고 노력합니다. 그러나 이런 대응은 좋은 결과를 내기 어렵습니다. 저녁 1시간의 휴식은 이렇게 다이어트로 인해 찾아오는 갑작스럽고 편안하지 않은 변화들을 조금 더 여유 있고, 효과적으로 대처하기 위한 가장 좋은 방법입니다.

우선 일을 마치고 퇴근한 저녁, 밀려드는 배고픔과 심리적 허기를 달랠 수 있는 실질적인 방법들을 마련해 보세요. 미리 준비한 편안한 음악 여러 곡을 들어도 좋고, 하루에 있었던 일들을 글로 적기도 좋습니다. 그 밖에 자신이 좋아하는 에너지가 적게 드는 소소한 일들도 휴식의 좋은 방편입니다. 이런 식으로 매일 저녁 1시간의 자기 돌봄, 휴식 시간을 가지면서 자신에게 생긴 여러 변화를 슬기롭게 다스리는 힘을 키우고, 능력들을 길러 보기 바랍니다.

거꾸로 식사법을 실천하는 기간에는 조금 더 자신을 돌보고, 자신을 아껴 주세요. 그런 측면에서 저녁 1시간의 휴식이나 일주일 가운데 하루를 비워 온전한 자기 시간을 갖는 일은 우리가 자의 반 타의 반 따를 수밖에 없었던 급한 마음, 급한 식사를 다시 정상으로 되돌리는 출발점이 되어 줄 것입니다.

다음은 잘 쉬는 방법들입니다. 참고해서 내게 맞는 방법을 실천해 보세요.

휴식의 기술 10

1. 가끔 멍하니 먼 산을 바라본다. 하늘, 수평선, 해안선, 숲도 좋다.

2. 마음챙김 명상을 한다.

3. 일이 아닌 즐기는 독서를 아주 천천히 해 본다. 독서 감상문을 자유로운 형식으로 작성해 본다.

4. 수면 시간을 지킨다. 잠이 오든 오지 않든, 7시간 이상은 침대에 누워 있는다.

5. 컴퓨터가 아닌 보드게임 같은 아날로그 게임에 도전해 본다. 레고 조립이나 프라모델plastic model 만들기, 수예 같은 손을 많이 쓰는 취미도 좋다.

6. 심리 기술 가운데 생각 중지 훈련을 연습하고, 때때로 해 본다.

7. 마음이 편해지는 음악을 골라 듣는다. 자신이 가장 음악 듣기 좋아하는 시간에 한다.

8. 에너지가 크게 들지 않는 신체 활동을 선택해 편안하게 해 본다. 요가 동작, 각종 스트레칭, 맨손 체조 등 특별한 기구 없이 집에서 할 수 있는 활동이 좋다.

9. 마음 편한 친구나 동료와 그다지 심각하지 않은 주제로 대화를 나눈다.

10. 반려견과 놀기, 가볍게 산책하기, 편안한 트래킹 같은 나만의 휴식법을 발굴하고 시도한다.

거꾸로 식사법 부스터 … 6
최고의 휴식은 숙면

최고의 휴식은 물론 숙면입니다. 숙면을 제대로 취하지 못하면 금세 심한 식욕에 시달릴 수 있으며, 다이어트를 제대로 해낼 수 있는 에너지도 얻을 수 없기 때문입니다. 동시에 숙면은 최고의 다이어트 비법입니다. 잘 자야 잘 빠집니다. 흔히 성장 호르몬은 성장기의 아이들에게만 분비되는 것으로 생각하기 쉽지만, 어른에게도 분비되는 호르몬입니다. 아이들에게는 성장을 촉진하지만, 성장 호르몬이 어른들에게는 지방 합성을 억제해 살이 찌는 것을 막아 주는 역할을 합니다. 숙면을 취해서 성장 호르몬 분비가 원활하게 이루어지면 그만큼 살을 빼거나 유지하기도 쉬워집니다.

그런데 깊은 잠을 자야만 성장 호르몬도 원활하게 분비됩니다. 성장 호르몬 분비가 주로 밤, 특히 깊은 수면 단계에서 일어나기 때문에 수면의 질이나 양이 성장 호르몬의 분비에도 큰 영향을 미칩니다. 따라서 평소 숙면을 방해하는 불면증, 코골이 등이 있다면, 성장 호르몬 분비가 부족해질 수 있으니 이런 문제들부터 해결해야 합니다.

연구에 따르면 하루 5시간 이하로 자는 사람이나 수면에 문제가 있는 사람은 숙면하는 사람에 비해, 성장 호르몬의 분비가 현저히 낮습니다. 성장 호르몬은 보통 파동성으로 분비되는 모습을 보입니다. 연구에 따르면 수면 부족이나 수면 장애가 있으면 성장 호르몬의 최대 분비 구간이 아예 생략되는 경우까지 나타나기도 합니다. 다시 말해 잠이 부족하거나 얕은 잠을 자는 사람이라면 성장 호르몬 분비가 거의 이루어지지 않을 수도 있습니다.

물론 수면은 양보다 질이 훨씬 중요합니다. 10시간을 이불 속에서 뒤척이는 것보다 한 시간이라도 제대로 자는 것이 낫지요. 수면의 질을 높이기 위해 꼭 지켜야 할 원칙이 졸릴 때 자는 것과 낮에는 절대 졸거나 자지 않는 것입니다. 또 졸릴 때만 잠자리에 들고, 10분 안에 잠이 안 오면 주저하지 말고 다시 일어나 다른 일을 하는 습관도 필요합니다. 잠자리에서 뒤척이는 시간이 길어질수록 수면 습관이 나빠질 수 있습니다. 졸릴 때를 기다렸다가 졸음이 오면 곧장 잠자리에 드는 것이 좋습니다. 대신 일어나는 시간을 정해서 꼭 그 시간에 일어나는 습관을 들여 보세요. 그래야 저녁에 일찍 피곤을 느끼고 일찍 잠들 수 있습니다.

다이어트 중에는 저녁 식사량 역시 전에 비해 크게 줄기 때문에 저녁에 더 빨리 더 심하게 배고픔에 시달릴 수 있습니다. 이때 최선의 방법 역시 좀 더 일찍 잠드는 것입니다. 적어도 10시 전에 잘 수 있도록 노력해 보세요. 배가 고프면 잠이 오지 않을 수 있으므로 자기 전에 복합 당질 간식으로 간단하게 허기를 채우는 것도 나쁘지 않습니다. 특히 바나나는 복합 당질과 신경을 안정시키는 칼륨, 마그네슘 등이 풍부하므로 저녁 식사 후에 먹을 수 있는 이상적인 수면 유도 음식이자, 다이어트 보조 식품입니다.

또 지나친 세포 건조는 숙면을 방해하므로 낮에 충분한 물을 마시고, 잠들기 전에는 목만 축이는 정도가 좋습니다. 또 잠을 잘 때는 소음과 조명을 완벽히 제거해야 숙면할 수 있습니다. 최근 들어 가장 문제가 되는 것이 스마트폰이나 TV에서 계속 뿜어져 나오는 블루라이트입니다. 여러 연구에서 블루라이트가 성장 호르몬이나 멜라토닌 분비를 방해해 수면의 질을 떨어뜨린다고 확인됐습니다. 머리맡에 스마트폰을 두고 자거나 TV를 켜놓고 자지 않아야 합니다.

하루 몇 시간을 자면 좋을까요? 여러 연구를 통해 8시간보다는 7시간이 적정 수면 시간에 가까운 것으로 확인됐습니다.

캘리포니아대학교 샌디에이고캠퍼스 정신의학과의 다니엘 크립케 Daniel F. Kripke 교수팀은 암 연구에 참여한 110만 명을 대상으로 추적 조사한 결과 하루에 6.5~7.4시간을 자는 사람들이 이보다 더 적게, 혹은 더 많이 자는 사람들보다 사망률이 훨씬 낮은 것으로 나타났습니다. 7시간 내외(6시간 30분~7시간 30분)가 가장 적절한 수면 시간일 것으로 생각됩니다.

다음의 7가지 조건을 지켜서 잔다면 좀 더 질 높은 수면을 취할 수 있을 것입니다.

숙면의 조건 7

1. 대기오염이 적고 산소가 풍부한 잠자리가 마련되어야 한다. 소음이 없는 공기청정기를 사용하는 것도 고려해 본다.
2. 잠을 자는 동안 호흡이 잘 이루어져야 한다. (코로 호흡하기)
3. 각종 수면의 질을 떨어뜨리는 건강 문제나 주거 문제를 해결해야 한다. (자동차 소음, 잠을 방해하는 각종 야간 조명 등) 특히 수면 장애를 유발하는 건강 문제가 있다면 의사의 도움을 받아 치료하는 것이 다이어트보다 먼저다.
4. 7시간 내외의 적정 수면 시간 동안, 숙면하도록 노력한다.
5. 부부가 함께 자기보다는 떨어져 자는 편이 건강에는 이로울 수 있다. 캐나다 라이어슨대학교 수면·우울증 연구소의 연구에 따르면 부부가 한 침대에서 함께 잠을 자면 상대의 움직임이나 소리 때문에 깊은 수면 단계로 진입하기 어려워 수면의 질이 떨어졌다.
6. 아침에 해가 뜰 때 기상하는 것이 바람직하다. 이를 기준으로 잠드는 시간도 정하는 것이 바람직하다.
7. 숙면하기 가장 좋은 온도는 22~24℃이고, 습도는 40~60%다. 각종 냉난방기와 가습기를 통해 이 조건을 맞추는 것이 좋다.

그래도 잠을 이루기가 힘들면 다음의 방법들도 활용해 보세요.

숙면을 돕는 보조 도구 활용법 7

1. 자기 전 심한 온도 변화를 느끼는 샤워보다는 반신욕이나 족욕을 짧게 한다.

2. 베개를 비롯한 침구를 좀 더 편한 것으로 바꾸어 본다. 인체 공학에 맞게 설계해 편안한 수면을 돕는 제품들로 고려해 본다.

3. 두한족열, 머리는 차게 발은 따뜻하게 했을 때 잠을 잘 자는 편이라면 수면 양말을 신고 자 본다. 효과가 없다면 다른 방법으로 바꾼다.

4. 자기 전 앞서 배운 명상 방법들을 통해서 마음을 정리해 본다.

5. 수면 요가처럼 교감 신경을 높이지 않는 간단한 스트레칭을 해 본다.

6. 수면 유도 음악이나 ASMR 사용은 오히려 잠을 잘 때 꼭 무언가 보조 기구가 있어야만 잠들 수 있는 수면 개시 장애를 일으킬 수 있으니 사용하지 않는 편이 낫다.

7. 각종 수면 보조 도구를 활용하고 있다면, 오히려 이것들이 수면 장애의 원인일 수 있으니 신중하게 고려해 본다.

거꾸로 식사법 부스터 … 7
적당한 스트레스는 필요하다

인생은 스트레스의 연속입니다. 스트레스가 없
는 삶은 그 어디에도 없으니까요. 그런데 우리는 스트레스에 대해 지
나친 걱정이나 두려움을 느낄 때가 많습니다. 다이어트에 대한 두려
움이나 걱정도 마찬가지입니다. 다이어트를 시작하면 또 심한 스트레
스에 시달릴 테니 아예 다이어트를 시작하지 않으려고 피하거나, 스
트레스를 받지 않은 다이어트 방법을 찾으려고 애쓰기도 합니다. 그
런데 세상 어디에도 스트레스 없는 다이어트는 없습니다. 다만 거꾸로
식사법처럼 좋은 다이어트라면 이 스트레스를 최소화 할 수 있습니다.

식사량을 줄이는 다이어트는 인간이 경험할 수 있는 가장 큰 스트
레스 가운데 하나입니다. 생명을 유지하고 지키는 음식을 줄이는 일이
니까요. 물론 우리 몸에는 열흘 이상 굶어도 죽지 않은 만큼 충분한

에너지가 숨어 있지만, 우리 뇌나 마음은 이런 사실을 고려하지 않고 지금 당장 들어오지 않는 음식에 심한 위기감을 느끼고, 강한 식욕을 충동질합니다.

그런데 말입니다. 평소 음식을 많이 먹을 때는 좀처럼 위기 신호나 불안 신호를 내지 않던 우리 뇌와 마음이, 이미 내 몸속 지방세포 안에 많은 에너지가 숨어 있는데도, 또 완전히 굶은 것도 아니고 조금 모자라게 식사한 것일 뿐인데, 이렇게 아우성치다니 참으로 부당하지 않나요? 한꺼번에 2,000~3,000kcal를 넘게 과식할 때는 (내 몸을 해치는) 내내 조용하다가, 지금은 겨우 몇백 칼로리를 줄여서 식사했다고 이 난리를 피우는 건 참으로 공평하지 못한 일인 것입니다. 이럴 때 우리는 조금 떨어져, 나와 내 몸, 나의 뇌와 마음을 관조적으로 바라볼 필요가 있습니다. 다이어트에서 스트레스를 심하게 느끼는 건 '아무것도 모르는 나의 뇌와 마음이 괜한 소동을 피우는 것에 지나지 않을 뿐이야.'라고 여기는 지혜와 공정함이 필요합니다.

만약 계속 식욕을 참지 못하고 비만이 된다면, 아니 지금 이미 비만 상태라면, 나의 건강과 생명은 더더욱 위태로워질 것입니다. 비만은 21세기 흑사병으로 불리는 무서운 질병입니다. 비만인 사람은 정상 체중인 사람보다 2배 이상 높은 사망률을 보입니다. 혈관 동맥경화로 인한 심혈관 질환, 뇌졸중 및 허혈성 심혈관 질환 등 각종 질병을 유발하기 때문입니다. 또 비만은 고혈압, 당뇨병, 고지혈증, 지방간, 담석증, 폐쇄성 수면 무호흡증, 생리 불순, 다낭성 난소 질환, 불임증, 성욕 감퇴, 우울증, 퇴행성 관절염, 통풍과 같은 질병을 유발하는 온갖 질병의 온상입니다. 그리고 심지어 비만은 대장암, 췌장암, 전립선암, 유방암 등의 각종 암이 생길 위험을 증가시킵니다.

이토록 위험한 비만, 체중 증가를 외면하고, 아니 아예 알지도 못하면서 내 뇌와 마음은 그저 철부지 어린아이처럼 그저 배고프다고 떼만 쓰는 것에 지나지 않습니다. 떼를 쓰는 것을 너무 두려워하거나 걱정하지 마세요. 사실 진짜 심한 역경과 고난은 아직 닥치지도 않았습니다. 이렇게 찌는 살을 계속 내버려 두었다가는 내 자존감은 점점 낮아질 것이 뻔하고, 건강은 점점 나빠질 것이며, 결국 어느 날 절대 원하지 않았을 심한 질병에 걸리게 될 수도 있으니까요.

그러니 지금 느끼는 조금의 스트레스를 좀 더 담대하고, 심각하지 않게 바라보는 지혜가 필요합니다.

진단 – 나의 스트레스 지수는?

만약 여러분이 지금 많이 지쳐있다면 다이어트를 바로 시작해서는 안 됩니다. 지친 원인 중 상당 부분이 늘어난 살 때문일 수 있지만, 스트레스를 해소하는 일 대신 살을 빼는 일부터 시작한다면 오히려 상황은 더욱 나빠질 수도 있습니다. 나는 지친 사람에게는 다이어트를 말립니다. 지친 상태에서 시작한 다이어트는 오히려 폭식과 과식을 불러서 하지 않은 것만 못한 상태까지 이어질 때가 많기 때문입니다.

특히 중요한 것이 심리 에너지입니다. 자존감이 낮다거나 자제력이

Checklist '나의 스트레스 지수는?'

번호	문 항	○	×
1	쉽게 흥분한다.		
2	일정 시간 정신을 집중하는 데 어려움이 있다.		
3	아침에 일어날 때 피로감을 느낀다.		
4	아주 사소한 결정도 잘 내리지 못한다.		
5	잠드는 데 어려움이 있으며, 밤중에 깨어나 안절부절못할 때가 많다.		
6	보통 때보다 더 많은 일을 해야 한다.		
7	대체로 기진맥진하고 몸이 불편한 것을 느낀다.		
8	산다는 것은 희망 없어 보이며, 가치 있는 것은 아무것도 없는 것 같고, 나 자신이 참으로 못났다고 생각한다.		
9	식욕은 없지만, 건강을 위해 음식을 먹는다.		
10	새로운 자료에 흥미를 집중시키는 데 어려움이 있다.		
11	잦은 두통으로 고생한다.		
12	어떤 것을 하도록 요구받았을 때 필요한 정보를 상기하는 데 어려움이 있다.		
13	보통 때보다 술을 더 많이 마신다.		
14	때로는 매우 격앙되고 때로는 우울해지는 등 심한 감정 동요가 있다.		
15	한두 가지 중요한 약속을 어겼거나 늦은 일이 있다.		
16	들떠 있어서 적절하게 휴식을 취하지 못한다.		
17	이전보다 창의성을 보여줄 수 없다.		
18	때때로 불안하여 잠이 오지 않는다.		
19	소화 불량으로 자주 고생한다.		
20	특정한 문제에 주의를 집중하는 능력이 결여된 것 같다.		
21	아주 사소한 것에 대해서도 공포를 느끼며, 더는 대처할 능력이 없는 것 같다.		
22	보통 때보다 담배를 더 자주 피우는 것 같다.		
23	자주 소변을 누고 싶은 욕구를 느낀다.		
24	편안하게 쉴 수가 없다.		
25	매사에 걱정하는 편이다.		

부족한 것을 이야기하는 것이 아닙니다. 무슨 일이든 심리적 에너지가 부족할 때는 제대로 해내기 힘듭니다. 심리 에너지부터 충전해야 합니다. 본격적인 다이어트, 체중 관리는 그 이후에 시작해도 늦지 않습니다. 이 책의 전체 내용을 천천히 읽으며 거꾸로 식사법을 충분히 숙지하고, 심리 에너지부터 충전해 보기 바랍니다.

우선 내 심리 에너지 수준부터 살펴볼까요? 193쪽의 체크 리스트는 나의 스트레스 수준을 알려 줄 것입니다. 한 문항씩 체크하면서 내 스트레스 상태를 파악해 보세요.

결과 해석

– ○의 개수가 10개 이하라면 당신은 스트레스가 심하지 않은 상태입니다. 하지만 정직하게 응답하지 않았거나, 그렇지 않다면 당신 자신이 스트레스의 경고 신호를 인식하지 못하는 경우, 혹은 이미 스트레스 상황에 다른 방식으로 잘 반응하는 패턴이 고착된 경우일 수도 있으니 주의를 기울여야 합니다.

– ○의 개수가 10~15개라면 상당한 정도의 스트레스를 경험하고 있거나, 오랫동안 과한 스트레스를 경험한 적이 있거나, 심한 스트레스로 다양한 어려움을 겪었을 것으로 판단됩니다. 이를 해결하기 위한 적극적인 노력이 필요합니다.

– ○의 개수가 16개 이상이라면 스트레스 수준은 지금 위험한 상태이므로 반드시 전문가의 도움을 받아 이를 함께 해결해 나가야 합니다.

거꾸로 식사법 부스터 … 8
다이어트 스트레스, 화를 날리는 법

다이어트 과정에서 가장 자주 만나는 감정이 짜증과 화일 것입니다. 실제로 다이어트를 할 때마다 신경이 날카로워지고 괜히 화나 짜증을 내는 일이 늘어난다는 사람이 무척 많습니다. 심지어 그 때문에 다이어트가 하기 싫고, 다이어트가 두려워진다는 사람까지 있습니다. 그런데 다이어트에서 화는 무척 조심해야 할 감정입니다. 폭식이나 과식의 도화선이 되기 쉽기 때문입니다. 실제로 다이어트를 하는 도중 갑자기 화가 나는 일이 생기고, 그만 자신도 모르게 음식을 집어삼키고 말았다며 후회를 하는 다이어터를 무척 자주 만납니다.

물론 화나 짜증, 분노는 무척 자연스러운 감정입니다. 분노해야 할 상황에서 분노하지 않거나, 분노하지 못했을 때, 오히려 깊은 상처를

입거나 심리적 문제로 남기도 합니다. 자존감이 크게 다치거나 훼손되는 경험을 할 수도 있습니다. 정당한 화라면 화를 내는 일은 그리 문제 될 것이 없습니다. 문제는 쓸데없이 화를 남발할 때입니다. 지나고 보면 그것이 화낼 일이 아니었는데 짜증을 내고, 상대에게 싫은 소리를 할 상황이 아니었는데도 감정을 주체하지 못하고 화나 짜증을 내는 일이 늘었다면 이는 절대 다이어트와 무관하지 않을 수 있습니다.

흔히 쓰는 표현 가운데, '행그리hangry'라는 말이 있습니다. 이는 허기hungry와 화angry의 합성어로 화가 날 정도로 배고픈 상태를 말합니다. 그런데 이는 자연스러운 생리 현상이기도 합니다. 음식을 충분히 먹지 않으면 혈당 수치가 낮아지는데, 이때 뇌는 공격적인 상태로 변합니다. 우리가 화를 내지 않고 참을 수 있는 자제력을 발휘하기 위해서는 뇌에 포도당이 충분히 공급되어야만 합니다. 그런데 뇌에 포도당이 충분히 공급되지 않으면 자제력도 떨어질 수밖에 없습니다.

더 문제가 되는 것은 화는 화를 부른다는 사실입니다. 화가 나면 감정과 관련된 뇌 영역인 변연계가 활성화됩니다. 자주 화를 내면 화를 다스리는 전두엽의 기능이 약해지고, 스트레스 호르몬 분비 시스템은 활성화됩니다. 화를 낼수록 더욱 화를 잘 내는 성격과 뇌가 만들어지는 셈입니다. 다시 말해 자주 화내는 사람의 뇌는 화와 같은 부정적 감정을 담당하는 뇌 영역이 활성화되면서 쉽게 화를 내는 사람으로 바뀝니다. 또 부정적인 감정은 전염성이 강하고 잔상도 오래 남습니다. 화를 내거나 분노를 드러내고 나면 그 잔상 효과 때문에 다음번에 더욱 쉽게 화를 낼 수 있습니다. 화를 자주 내는 사람은 갈수록 화를 더 내지요.

쓸데없이 화를 자주 내다 보면 화를 내는 뇌 부위가 더욱 활성화되고 맙니다. 우리는 화가 이유 없이 생길 때, 특히 다이어트를 할 때 화가 난다면 이를 제대로 풀어내는 방법을 익혀 둘 필요가 있습니다. 실질적인 효과가 있는 화 다스리기 방법으로 다음과 같은 것들이 있으니, 참고해서 내게 맞는 화 다스리기 방법을 연습해 두기 바랍니다.

화를 다스리는 법 13

1. 10초만 숫자를 센다.
2. 호흡에 집중해 심호흡한다. 복식 호흡을 할 줄 안다면 천천히 복식 호흡한다.
3. 일단 화를 참는다. 어느 정도 감정이 걷힌 다음 차분한 어조로 화가 났던 이유를 설명한다.
4. 다른 일로 관심을 돌린다.
5. 화가 나게 한 상대의 입장을 생각해 본다.
6. 화를 내서 얻게 될 결과를 생각해 본다. 나도, 상대도, 주변 사람들에게도 모두 좋을 것이 없다.
7. 화를 내는 대신, 스트레스가 풀릴 수 있는 일을 찾아 실행한다. (예: 노래방에서 신나게 노래 부르기)
8. 상대를 제압하거나 상황을 피하고자 일부러 화를 내는 것은 아닌지 반성해 본다.
9. 화가 나게 한 사람이 미숙한 사람이라고 생각한다. 미숙하니 그럴

수 있다고 생각한다.

10. 조금 더 창조적이고 생산적인 방식으로 감정 에너지를 발산한다.

11. 생각을 끊기 위해 노력한다. 생각 중지 훈련을 해서 실천한다.

12. 웃음을 유발할 수 있는 일을 찾아본다.

13. 글을 써 본다.

일부러라도 즐거운 일을 만든다

나는 진료실에서 다이어트를 시작하면서 부쩍 우울해졌다는 분을 무척 많이 만납니다. 음식 먹기나 식욕은 우리 삶에서 큰 부분을 차지합니다. 맛있고 풍족한 식사는 우리를 즐겁게 만드는 원천임을 부인하기 어렵습니다. 그런데 다이어트를 시작하면 어쩔 수 없이 이 지극한 즐거움을 제한하거나 줄일 수밖에 없습니다. 그 때문에 만족감과 즐거움이 줄어들 수밖에 없지요. 그로 인해 자칫 필요 이상으로 낙망하거나 우울해지기도 쉽습니다. 그런데 다이어트에서 가장 위험한 감정 가운데 하나가 이 우울감입니다. 우울감이야말로 우리의 통제력을 망가뜨리는 가장 큰 원인 가운데 하나입니다.

다이어트를 하는 동안 우리는 여러 이유로 우울해지기 쉽습니다. 계획한 대로 체중이 줄지 않았을 때, 노력했는데도 좀처럼 성과가 나지 않았을 때 우울해지기 쉽습니다. 또 열심히 노력했지만, 결국 다이어트에 실패했다면 더욱 우울감이 커질 것입니다. 특히 다이어트로 인한 우울증은 거식증이나 폭식증 같은 신체 증상과 함께 오기 쉬워서 정신적 고통뿐만 아니라 육체적 고통까지 동반되는 경우도 많습니다. 또 다이어트에 일시적으로 성공했다 해도, 요요 현상으로 다시 살이 찌는 경우에 우울감은 더욱 커질 수밖에 없습니다. 때로는 이유 없이 우울해질 수도 있습니다. 다이어트가 비교적 성공적으로 이루어지는 과정에도 갑작스럽게 우울감이 심해졌다고 호소하는 분도 많습니다.

따라서 이렇게 시시때때로 찾아드는 좌절감이나 우울감, 불안감을 안전하게 다스리는 일은 다이어트에서 가장 중요한 부분이라고 할 수 있습니다. '다이어트 스트레스, 화를 날리는 법'에서 소개한 스트레스 관리 방법들을 잘 활용하고, 덧붙여 자신만의 즐거운 일, 즐거운 활동을 만들어나가는 일이 중요할 것입니다. 부정적 감정이나 우울감이 끼어들기 전에 선제적으로 즐거운 일을 찾아서 실행하는 능동성과 적극성, 실행력이 필요합니다.

즐거움을 만드는 일은 한편으로는 무척 창조적인 활동입니다. 기존에 해 왔던 일과는 다른 새로운 일에서 우리는 더 큰 만족과 즐거움을 느끼기 때문입니다. 내게 즐거움을 줄 수 있는 일들을 떠올려 하나씩 적어 보세요. 상상력을 최대한 발휘해서 다이어트 과정에서 실천해 볼 수 있는 즐거운 일 리스트를 만들어 봅니다. 즐겁게 해 줄 일을 적고, 하나씩 실행하며 좋은 기분을 느껴 보세요.

다이어트 하는 동안 나를 즐겁게 해 줄 일 리스트

번호	내용

부스터 팁 │ 쓰리 타임, '식사·수면· 휴식 시간 정하기'

★★★★★ 이 책을 읽고 그동안 내 몸을 망쳐온 다이어트 대신 거꾸로 식사법의 필요성을 깨닫고 돌입했다면, 우리는 이제 일과표에 쓰리 타임을 정해 두어야 합니다. 그리고 최대한 이 시간을 지켜야 합니다. 다이어트에 실패하는 사람들 대다수가 이 세 가지 시간을 잘 지키지 않는다는 공통점이 있습니다. 쓰리 타임은 바로 식사 시간, 수면 시간, 휴식 시간입니다.

물론 우리 앞에는 일과표나 계획을 제대로 지키지 못하게 만드는 여러 문제와 어려움이 놓여 있을 것입니다. 일, 공부, 인간관계 등 셀 수 없이 많은 것들이 우리의 시간을 침범하고 헝클여 놓을 것입니다. 하지만 그런 방해 요소들에 우리의 시간을 뺏기거나 헝클어지게 둔다면 다이어트도 포기해야만 합니다. 그러니 시간 사용, 약속, 계획 세우기에서 전과는 전혀 다른 새로운 규칙을 세울 필요가 있습니다. 이 쓰리타임부터 일과표와 주간 계획표에 못 박고 나서 다른 일정을 추가하거나 정한다는 규칙을 세웁니다.

무엇보다 먼저 왜 식사 시간을 지켜야만 할까요? 많은 사람이 다이어트를 할 때 식사 시간을 잘 지키지 않습니다. 배가 고프지 않을 때 최대한 참다가 배가 고플 때 조금 먹겠다고 생각하기 때문입니다. 하지만 이는 오히려 폭식, 과식이라는 역습을 맞고 마는 가장 위험한 원인입니다.

우리 몸은 항상성이 지배합니다. 우리 몸은 규칙에 매우 민감합니다. 규칙적이면 쉽게 순응하지만, 규칙적이지 않으면 과격해집니다. 다이어트를 할 때 가장 중요한 것이 높은 기초 대사량을 유지하는 것입니다. 사람마다 이 기초 대사량에는 큰 차이가 있습니다. 가만히 있어도 열량이 많이 소모되는 몸이 있다면, 좀처럼 열량이 소모되지 않는 몸도 있습니다. 그런데 이 기초 대사량을 좌우하는 것이 바로 식사 시간입니다. 식사 시간이 들쭉날쭉하면 우리 몸은 지금의 대사 상태를 마치 겨울에 동면하는 곰처럼 만들고 맙니다. 쉽게 말해 언제 음식이 들어올 줄 모르니 최대한 에너지는 아끼는 쪽으로 바뀐다는 뜻입니다. 최악의 식습관은 불규칙한 식사 시간입니다. 식사 거르기, 들쭉날쭉한 식사량, 대중없는 식사 시간, 일정치 않고 길고 짧은 것을 반복하는 식사 시간 등은 모두 우리 몸의 기초 대사량을 낮추는 원인입니다.

식사를 자주 거르거나 식사 시간이 일정하지 않으면 우리 몸은 언제 들어올지 모르는 음식을 기다리며 일종의 동면 상태에 빠지고 맙니다. 겨울철 동면에 들어가기 전 곰이 몸에 지방을 잔뜩 채우는 것처럼 들어오는 음식을 에너지로 쓰지 않고 지방에 쌓으려고만 하는 것입니다. 식사량이 들쭉날쭉하면 우리 몸의 열량 사용 기준점이 제일 양이 적었던 식사에 맞춰지고 맙니다. 음식물이 들어와도, 들어온 열량을 낮은 사용 기준점에 맞춰서 최대한 아낍니다. 이렇게 열량 사용 기준점이 낮아 열량을 거의 쓰지 않기 때문에, 남은 음식은 모두 지방으로 쌓이고 맙니다.

흔히 아침을 굶고 저녁을 조금 많이 먹는 식습관을 유지하는 분이 많습니다. 그런데 이 식습관이 살을 찌게 만드는 주원인입니다. 아침, 점심, 저녁, 0:1:2 식사가 1:1:1 식사보다 3배 더 위험합니다. 0:1:2 식사는 열량 사용 기준점이 0에 맞춰져 있으므로 우리 몸이 점심과 저녁의 1과 2 식사를 모두 지방으로 쌓아 두기 위해 애쓸 것이기 때문입니다. 그래서 먹는 양은 동일한데 0:1:2 식사를 하는 사람이 훨씬 살이 많이 찌고, 살을 빼기도 어려운 것입니다. 더 큰 문제는 이런 식사를 지속하면 음식 욕구가 계속 쌓이면서, 나중에는 걷잡을 수 없이 폭식과 과식을 반복하는 지경에 이르기 쉽다는 점입니다. 따라서 세 끼 먹는 양을 똑같이 나누어 먹는 것이 다이어트에는 가장 효과적입니다.

잠자는 시간도 다이어트에서 무척 중요합니다. '최고의 휴식은 숙면'에서 살펴봤듯이 수면 부족은 우리의 식사 중추를 자극해 더욱 식욕을 높이기 때문입니다. 사람마다 차이는 있지만, 대개 충분한 수면 시간은 대략 7시간 반 전후입니다. 7~8시간 사이에서 자신의 최적의 수면 시간을 찾고, 수면의 질을 높일 수 있도록 다양한 노력을 펼쳐야 합니다. 충분한 휴식 시간을 갖는 것 역시 무척 중요합니다. 왜 다이어트에서 휴식이 중요한지는 '잘 쉬어야 잘 빠진다'에서 살펴봤지요. 건강과 면역력을 위해서도 휴식이 중요하겠지만, 유독 다이어트를 하는 사람들에게 휴식이 중요한 이유를 알아봤습니다.

마치 마라톤의 마의 시간대처럼 다이어트를 하는 사람들에게도 마의 시간대가 있습니다. 매일 저녁 6시에서 잠이 들기까지, 또 주말에 늘어져 쉬는 시간에 우리는 식욕과의 전쟁을 벌여야 하기 때문입니다. 특히 주말에 몰아서 쉬는 사람의 경우 매일 조금씩 휴식 시간을 갖는 사람보다 훨씬 더 식욕 통제를 힘들어합니다. 따라서 평일에 쉬지 않고 일하는 것은 여러분의 다이어트를 더욱더 힘들게 만들 수 있으니, 다른 일정을 조율해서라도 제대로 된 휴식 시간을 꼭 가져 보기 바랍니다.

스트레스는 곧 식욕으로 바뀌기 쉽습니다. 하루하루 쌓인 피로를 제대로 풀지 않는다면, 쌓인 피로가 식욕 호르몬을 더욱 부채질할 것입니다. 따라서 매일 저녁 1시간 이상은 아무 일도 하지 않고, 가장 휴식다운 휴식 시간을 갖는 것이 필요합니다. 특히 다이어트 중에는 10% 정도 열량 섭취를 줄이기 때문에 저녁 시간의 배고픔은 더욱 커질 수 있습니다. 게다가 저녁 시간에 쉬지 않고 밀린 일, 주로 뇌를 쓰는 일을 하면, 뇌의 혈당 부족 현상이 생기면서, 현기증이나 불안, 심한 식탐이 한꺼번에 몰아닥칠 수 있습니다.

저녁 시간에는 식욕이 생기기 쉬운 다양한 이유가 있습니다. 우선 피로하기 쉽습니다. 또 일할 때 활성화된 교감 신경이 꺼지고, 식욕과 관련된 부교감 신경이 활성화됩니다. 저녁 늦게까지 자지 않고 있는 시간이 길어지면, 자연스럽게 배고픔이 심해질 수 있습니다. 저녁 시간에 주로 시청하는 각종 동영상이나 광고에 우리의 식욕을 자극하는 내용이 많습니다. 또 일에서 벗어나 감정적인 문제들을 떠올릴 때 식욕이 자극되기 쉽습니다. 외로움이나 부정적인 정서, 걱정, 근심, 우울감이나 불안을 느낄 때 식욕이 자극되기 쉽습니다. 따라서 저녁 휴식 시간은 최대한 식욕을 자극하지 않으면서도 하루에 쌓인 피로를 편안하게 풀어 줄 수 있는 제대로 된 휴식, 질 높은 휴식이어야 합니다.

쓰리 타임을 잘 지키는 방법을 아는 것도 중요하지만, 실제로 쓰리 타임을 지켜내는 것이 더 중요합니다. 옆의 일과표에 나의 식사 시간, 수면 시간, 휴식 시간을 정하고, 이를 체크 리스트로 활용해 그날 그날 이 세 가지 시간을 잘 지켰는지 점검해 보세요.

쓰리 타임, 식사 · 수면 · 휴식 시간 체크 리스트

Monday	Tuesday	Wednesday

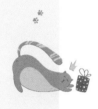

Thursday

Friday

Saturday

Sunday

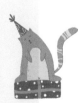

거꾸로 식사법
Q&A 15

1. 먹는 순서만 바꾸면 정말 효과를 볼 수 있을까요?

그렇습니다. 한국인 특유의 식사법인 밥, 반찬 중심의 식사법은 탄수화물 과잉 섭취를 막기 어려운 식사법입니다. 반찬을 두 가지로 분류해 채소 반찬과 비 채소 반찬으로 나누고, 만약 채소 반찬이 충분하지 않다면 식사 전에 미리 준비한 뒤 거꾸로 식사법에 따라 식사한다면 큰 어려움이나 고통 없이 체중 감량과 건강 증진 두 마리 토끼를 모두 잡을 수 있습니다.

2. 반찬을 먼저 먹고 밥을 먹으라고 하셨는데 습관이 안 돼서 그런지 반찬을 먼저 먹으니 제 입에는 너무 짜서 그 다음 밥을 평소보다 더 많이 먹게 되는 것 같아요. 대안이 없을까요?

반찬이 짜면 당연히 밥을 많이 먹게 됩니다. 거꾸로 식사법의 핵심은 반찬 전체의 염분 함량을 낮추는 것입니다. 나물처럼 소금 간을 한 채소 반찬도 나쁘지는 않지만, 소스를 치지 않은 샐러드처럼 소금 간이 거의 없는 채소 반찬을 함께 섭취하면 입맛을 깨끗하게 해 주어서, 밥을 더 먹게 되는 일을 처음부터 막아 줍니다. 건강하지 않고 체중이 많이 나가는 내 몸을 원래의 건강하고 날씬한 몸으로 되돌린다는 마음으로 식사할 때 가장 먼저 채소 반찬을 충분히 꼭꼭 씹어 먹는 습관을 들여 보기 바랍니다.

3. 40대 주부입니다. 출산과 육아로 찐 살이 빠지지 않습니다. 거꾸로 식사법을 실천해 보고 싶은데 남편과 7살 아이도 함께해도 될까요?

네, 같이 하면 더 잘할 수 있습니다. 온 가족이 모두 건강해지는 길이니까요. 아이들의 성장 발달에도 각종 미네랄과 미량 영양소가 충분히 든 채소를 섭취하는 것보다 좋은 방법은 없습니다. 가족이 함께 식사할 때마다 가장 먼저 채소 반찬을 먹는 것을 습관화해 보기 바랍니다. 가족이 서로 거꾸로 식사법을 응원하고 도와주면 훨씬 더 좋은 효과가 나타나는 사례를 많이 접했습니다.

4. 30대 후반 직장인입니다. 업무 미팅이나 회식 등으로 외식이 잦습니다. 밖에서 식사할 때 거꾸로 식사법의 원칙을 지킬 수 있는 방법이 있을까요?

가장 좋은 방법으로 채소 반찬 도시락을 준비하는 것입니다. 저녁마다 미리 내일 먹을 점심 채소 반찬을 준비해 보세요. 보냉 도시락을 이용해 너무 복잡하지 않게 양상추와 방울토마토, 키위나 파프리카

등을 준비해 두었다가 업무 미팅이나 회식에서 함께 먹는 것입니다. 정 채소 도시락을 준비하지 못했다면 채소가 충분히 곁들여져 나오는 메뉴를 선택하거나 샐러드 메뉴를 하나 추가해서 먹는 방법도 좋겠습니다.

5. 40대 중반 남자입니다. 평소 고기를 즐기고 채소는커녕 김치나 나물 반찬도 거의 먹지 않습니다. 거꾸로 식사법에서 채소 섭취가 가장 중요하던데 저처럼 채소 먹기가 괴로운 사람을 위한 묘안이 없을까요?

어쩌면 질문자께서는 이미 채소 섭취 부족으로 인해 다양한 건강 위기를 겪고 있을지도 모릅니다. 과체중이나 비만뿐만 아니라 당뇨, 고혈압, 고지혈증의 초기 증상이 나타나거나 만성 피로, 에너지 부족, 무기력증과 같은 각종 심신의 어려움을 겪고 있을지도 모릅니다. 거꾸로 식사법은 효과적인 다이어트 방법인 동시에 최고의 건강 비법 가운데 하나이기도 합니다. 채소 섭취 부족으로 인한 각종 건강 위험에서 벗어날 수 있는 습관입니다. 정 채소 먹기가 힘들면 단계적으로 채소에 익숙해지는 방법을 써 보세요. 고기를 쌈에 싸 먹는다거나 입에 맞는 과일 섭취를 늘려 보세요. 토마토나 당근 같은 단맛을 가진 채소부터 먹는 연습을 해 보면서 차츰 건강한 입맛으로 바꾸는 노력을 해 보기를 바랍니다.

6. 30대 중반 여성입니다. 저는 군살이 있는 통통한 체형입니다. 남보다 많이 먹는 것 같지는 않아서 억울하기도 합니다. 원장님 책을 읽고 보

니 제가 빨리 먹는 편인 것 같아요. 천천히 먹어 보려 해도 늘 남보다 빨리 식사를 끝냅니다. 식사를 천천히 할 수 있는 방법이 없을까요?

책에서 소개하고 있는 젓가락 식사법이 가장 효과적입니다. 숟가락을 치우고, 젓가락만으로 식사해 보세요. 그리고 식사 도중에 젓가락을 식탁에 놓았다가 다시 들어서 식사하는 방법도 좋습니다. 무엇보다 중요한 것은 꼭꼭 씹기를 실천하는 것입니다. 한 입 넣은 음식을 가루가 될 때까지 20번 이상 꼭꼭 씹은 뒤 삼키는 훈련을 해 보세요. 천천히 식사하면서 소화 불량 해소, 장 건강 증진, 설사나 변비 해소, 에너지 충만, 적게 먹고도 포만감을 충분히 느끼게 되는 것 등을 몸소 체험해 보기를 바랍니다.

7. 하루 2ℓ의 물을 마시라고 하셨는데 고역입니다. 커피나 음료수는 먹겠는데 맹물은 왜 이렇게 안 먹힐까요?

꼭 하루 2ℓ의 물을 마셔야 하는 것은 아닙니다. 체질이나 질병 유무에 따라 1ℓ 정도면 충분한 사람도 있습니다. 특히 신장 기능이 약한 분들은 수분 섭취에 주의해야 합니다. 또 거꾸로 식사법을 통해서 채소 섭취를 충분히 하면서부터는 채소를 통해 얻는 수분이 많아지기 때문에 1.5ℓ 정도면 충분합니다. 매일 7,000보 걷기 운동을 실천한다면 이 정도의 물 섭취는 그리 어려운 일이 아닙니다. 걷기 전, 걷는 도중, 그리고 걷고 난 후 갈증을 느낄 때마다 충분히 물을 마신다면 오히려 1.5ℓ만으로 부족할 수도 있습니다. 우리 몸의 대사 기능이 정상화되면 하루 8잔, 2ℓ 물 마시기는 결코 어려운 일이 아닙니다.

8. 거꾸로 식사법의 다섯 가지 원칙 중 디저트 끊기가 가장 힘들 것 같아요. 과자나 빵을 너무 좋아해서요. 애피타이저로 과자나 빵을 먹어도 되나요?

과자나 빵은 식욕을 가장 자극하는 음식 가운데 하나입니다. 게다가 작은 빵 하나만으로도 몇 백 칼로리를 넘기기가 쉽습니다. 거꾸로 식사법의 밸런스를 단번에 무너뜨릴 수 있는 음식입니다. 2~3일에 한 번 정도 열심히 거꾸로 식사법을 실천한 나에게 보상으로 과자 한 봉지 정도를 선물할 수도 있겠지만, 이 역시 나쁜 입맛 폭발을 자극하는 방아쇠가 되는 경우가 허다합니다. 일주일에 빵 한두 개, 과자 한두 봉지 정도만 먹을 수 있는 통제력을 발휘할 수 없다면 아예 입에도 대지 않는 편이 훨씬 낫습니다.

9. 탄수화물 중독에 가까운 수준이라 비 탄수화물과 탄수화물 섭취 비율을 2:1로 맞추는 게 가장 힘듭니다.

알코올 중독, 니코틴 중독, 스마트폰 중독만 위험한 것이 아닙니다. 어쩌면 다른 중독들에 비해 더 빨리 자신을 질병과 사망에 이르게 하는 것이 탄수화물 중독과 탄수화물 과잉 섭취일 것입니다. 이 책에서 제안하는 다양한 탄수화물 제한 기법들을 통해서 하루에 꼭 필요한 탄수화물 이상을 먹지 않는 노력이 중요합니다. 가장 먼저 흰쌀밥, 흰 밀가루, 하얀 면을 먹는 대신 현미나 통밀, 잡곡으로 탄수화물 음식의 종류부터 바꾸어야 합니다.

10. 직장인이라 아침을 챙겨 먹기가 쉽지 않습니다. 거꾸로 식사법 원칙에 맞는 간단한 아침 식사가 있을까요?

요즘에는 편의점에서도 샐러드를 판매하고, 샐러드 전문점도 많아졌습니다. 가령 삶은 달걀 두 개와 샐러드 한 팩을 사고, 삼각 김밥 하나 정도를 추가해 먹는다면 영양상으로 그리 나쁘지 않은 식사가 될 것입니다. 조금 부족한 영양소나 채소는 여유가 있는 저녁 식사에서 보충하면 되겠지요.

11. 정말 탄수화물 섭취를 줄여도 채소를 많이 먹으면 배고프지 않나요?

네, 그렇습니다. 많은 분이 거꾸로 식사법을 실천하기 전에 가장 걱정하는 부분입니다. 그런데 거꾸로 식사법을 시작하고 나서 의외로 배가 고프지 않았다고 좋아하는 분이 많았습니다. 우리 혀와 입은 미각을 느끼지만, 위나 장은 음식 맛을 모르고 오직 식사의 총부피만으로 포만 중추를 자극합니다. 채소로 음식 총량을 맞추더라도 포만 중추는 포만감을 느끼게 합니다. 문제는 늘 해 오던 기존의 식사가 바뀌는 데서 오는 심리적 저항을 어떻게 줄이느냐에 있습니다.

12. 야식을 참기가 정말 힘들어요 어떻게 하면 좋을까요?

거꾸로 식사법에서 또 한 가지 중요한 원칙은 일찍 자고 일찍 일어나는 생활 습관으로 바꾸는 것입니다. 늦게까지 깨어 있으면서 스마트폰이나 컴퓨터 사용으로 뇌를 많이 쓰노라면 우리의 식욕 중추가 난동을 피울 수밖에 없습니다. 가장 좋은 비결은 일찍 자서 식욕 중추가 난동 부리는 것을 원천 봉쇄하는 것입니다. 부득이하게 늦게까지 깨어 있을 수밖에 없다면 바나나 반 조각이나 우유 한 컵 정도와 같은 위나 식욕을 자극하지 않는 음식으로 식욕을 다스리는 방법이 있습니다.

13. 밤에 뭔가를 먹지 않으면 잠이 안 옵니다. 밤에 잠을 잘 오게 하면서도 부담 없는 먹을 것이 있을까요?

체리나 따뜻한 우유, 바나나, 상추 같은 음식에는 수면을 유도하는 성분이 함유되어 있습니다. 저녁 식사에 이런 음식을 활용하는 것도 한 가지 방법입니다. 그러나 수면 장애나 수면 불편에는 좀 더 복합적인 다양한 원인이 있을 때가 많습니다. 특히 너무 생각이 많아서 뇌가 좀처럼 편안해지지 않으면 우리 몸의 교감 신경이 계속 활성화돼서 쉽게 잠을 이루기 어렵습니다. 요가나 명상, 글쓰기, 독서와 같은 여러 가지 방법을 활용해 좀더 편안하고 쉽게 잠들 수 있는 방법들을 강구해야 합니다.

14. 항상 '내일부터 다이어트 시작이야.'라고 하면서 오늘 과식하거나 폭식하게 됩니다. 어떻게 벗어나야 할까요?

나를 찾아온 분들에게서 가장 자주 듣는 이야기입니다. 어려운 일을 내일로 미루려는 심리, 회피 심리는 우리 마음에서 가장 자주 생기는 문제이기도 합니다. 그런데 이것은 그동안 다이어트가 무조건 굶기를 반복하면서 너무 힘들고 고통스러웠던 기억으로 채워져 있어서 생기는 문제입니다. 거꾸로 식사법은 여러분이 그동안 했던 다른 다이어트와 달리 배고픔이 심하지 않습니다. 어쩌면 배고픔을 거의 느끼지 못하고서 다이어트를 실천할 수도 있을 것입니다. 그러니 비록 지금 충분히 모든 것이 준비되지 않았다고 해도 이 책을 믿고 거꾸로 식사법을 시작해 보기를 바랍니다.

15. 저는 다이어트를 하다가 늘 참지 못하고 무너져 폭식하게 됩니다. 제 의지박약을 해결할 수 있는 방법은 없을까요?

거꾸로 식사법에서 가장 강조하는 점도 다이어트를 끈기 있게 뚝심 있게 이어 나갈 다이어트 에너지입니다. 물론 자존감이나 회복 탄력성 같은 마음의 힘도 중요하지만, 다이어트를 두려워하거나 다이어트를 너무 힘들게 해 왔던 것이 더 큰 원인일 수 있습니다. 배고픔은 인간이 본능적으로 가장 힘들어하는 감각이자 감정입니다. 그런데 거꾸로 식사를 하게 되면 배고픔을 크게 느끼지 않으면서 효과적으로 살을 뺄 수 있습니다. 그러니 마음이 약해지거나 다이어트 에너지가 사라질 일도 그만큼 줄어듭니다. 거꾸로 식사법이라면 여러분을 배고픔의 시험에 들지 않게 도울 수 있습니다. 거꾸로 식사법을 제대로 배워서 건강한 식습관을 들여 보세요. 어느새 여러분의 체중은 줄어들고, 활력은 샘솟을 것입니다.